Wighard Stre

Die Seelenapo
Heiligen Hil

Vom glücklichen

Wighard Strehlow

Die Seelenapotheke der Heiligen Hildegard

Vom glücklichen Leben

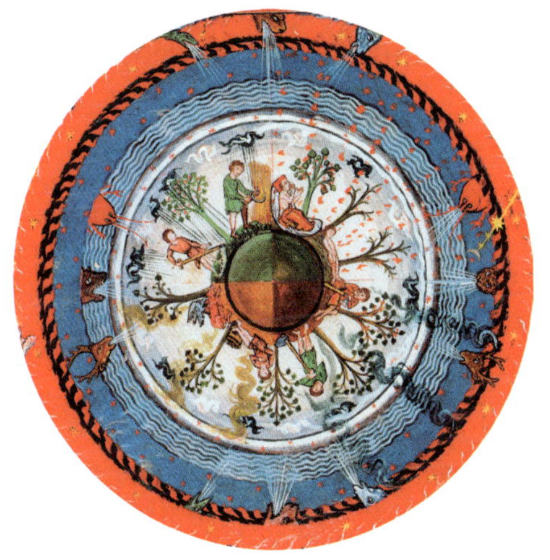

Die Tugenden und Laster nach „Liber Vitae Meritorum“

Das Buch von den Werten des Lebens

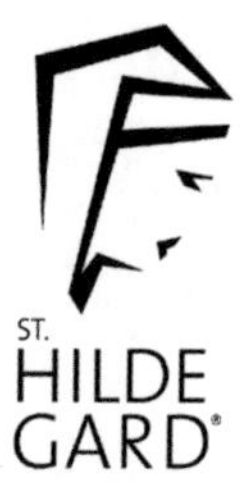

für Karin, Jo Hannah, Levke,
Becke und Harry in Liebe und
Dankbarkeit gewidmet

Strehlow Verlag, Allensbach, 2010
ISBN 3-929735-15-6,
Strehlow Verlag, Strandweg 1, 78476 Allensbach
T 07533-7433, Fax 07533-7479, praxis@st-hildegard.com

Gestaltung und Druck: Erstauflage 2010
Geiselmann PrintKommunikation GmbH, Laupheim
Nachdruck 2015 mit Änderungen:
Hartmann Druck & Medien GmbH, Hilzingen

Inhaltsverzeichnis

Die Natur des Menschen und des Universums: Wissenschaft und Spiritualität:

Seit Isaac Newton (1643–1727) und Charles Darwin (1809–1882) haben uns in den letzten Jahrhunderten Scharen von Physikern und Biologen sehr brauchbare, aber falsche Modelle geliefert: der Mensch eine biochemisch-genetische Fabrik und das Universum eine kosmische Maschine. Diese Modelle haben der Menschheit gewaltig geschadet und vermutlich dazu beigetragen, dass sich der Kommunismus, Faschismus und der heutige Materialismus mit seiner Geldgierelite ausbreiten konnten. Selbst Albert Einstein ist mit seiner Idee von Teilchen- und Wellenfunktion des Universums falsche Wege gegangen, die zur Atombombenexplosion in Hiroshima und Nagasaki geführt haben. Fragen Sie keine Physiker um Hilfe, selbst ein Nobelpreisträger für Physik ist noch keine Garantie, dass er die Quantenmechanik verstanden hat, weil die Physiker bisher die Wahrheit gescheut haben. Es gibt kein Universum aus Wellen und Materie, das man mit dem Zeigerausschlag messen kann. Die meisten sogenannten „Naturwissenschaftler" drücken sich bis heute noch um die Gretchenfrage. Für Hildegard war es sonnenklar:

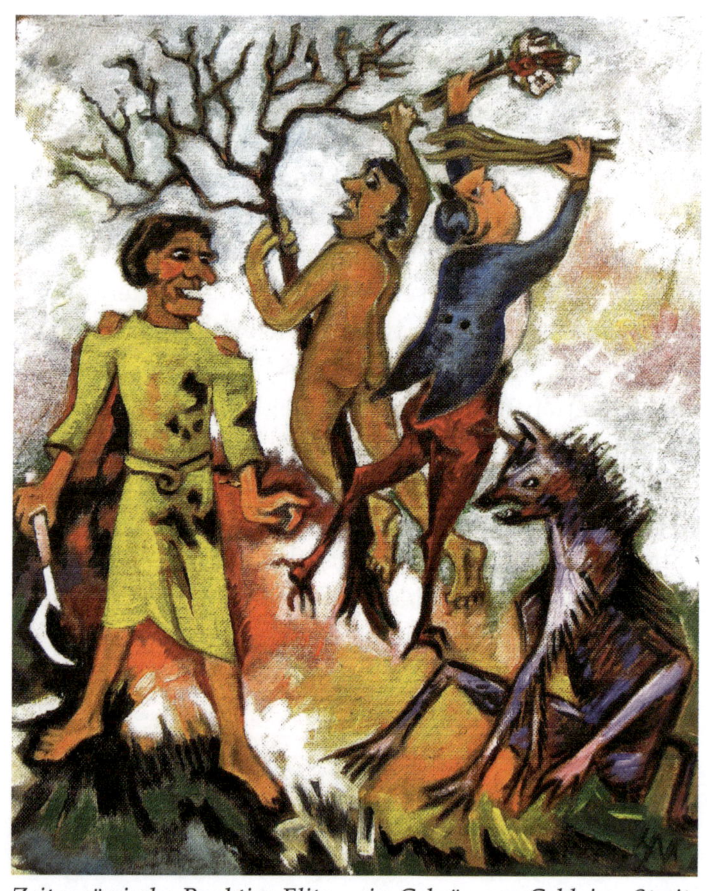

Zeitgenössische Raubtier Elite - ein Gebräu aus Geldgier, Streitsucht, Arroganz und Maßlosigkeit

Ohne Gott als Schöpfer des Universums und des Menschen sowie der Quelle aller Lebensenergie, kann man die letzten Dinge nicht verstehen. Spätestens seit 1925 haben aber einige Quantenphysiker begonnen, das Unglaubliche zu glauben: „Das Universum ist total mental, geistig beseelt, ein großer geistiger Gedanke, ein Sieg des Geistes über die Materie - immateriell, mental und spirituell - voller Leben und Freude," schreibt Richard Conn Henry, Professor für Physik und Astronomie an der John Hopkins Universität, Baltimore, USA, in Nature 2004 vom 14. November.

„Mensch und Universum sind untrennbar miteinander verbunden, so schreibt Hildegard von Bingen bereits vor 850 Jahren in ihrem medizinischen Lehrbuch „Causae et Curae": „Der Mensch hat Himmel und Erde und alles was geschaffen ist, in seiner Gestalt vereinigt und alles liegt in ihm verborgen."

Die kosmischen Kräfte erhalten uns am Leben

So wie Hildegard konnte bisher keiner die Natur des Menschen und des Universums sowie das Geheimnis des Lebens erklären: Das Universum ist Ursprung und Quelle der Lebensenergie zugleich. „Der Mensch ist ein Wunder Gottes - homo miraculum Dei - ein Licht aus Gott, das lebt und wieder stirbt." 35 kosmische Kräfte heilen und trösten, bauen und erhalten das Leben und Wachstum aller Geschöpfe: „Es gibt kein Geschöpf, das nicht in sich einen Sternenstrahl Gottes trägt, sei es das Blattgrün, sein Samen, die Blüten oder sonst eine Pracht, sonst wäre es nicht ein Geschöpf."

„Aber die Lebensenergie des Menschen, die Viriditas, stirbt nicht, sondern wird immer wieder neu geboren. Er selber ist nicht Gott, weil Gott so nicht ist, sondern das Leben selber. Und so existiert das Werk Gottes, der Mensch mit allen Kreaturen in einer untrennbaren Schicksalsgemeinschaft." Heute wissen wir durch die allerneuesten Erkenntnisse der Epigenetik (griechisch „epi" = „über"; die Wissenschaft über die Kontrolle der Gene), dass Mikrokosmos und Makrokosmos untrennbar miteinander verbunden sind und die kosmischen Impulse über die epigenetische Regulation sämtliche Gene steuern und regulieren. Alle 50 Milliarden Körperzellen des Menschen sind gleichzeitig und ständig mit diesen Impulsen verbunden und tauschen miteinander ihre Informationen aus.

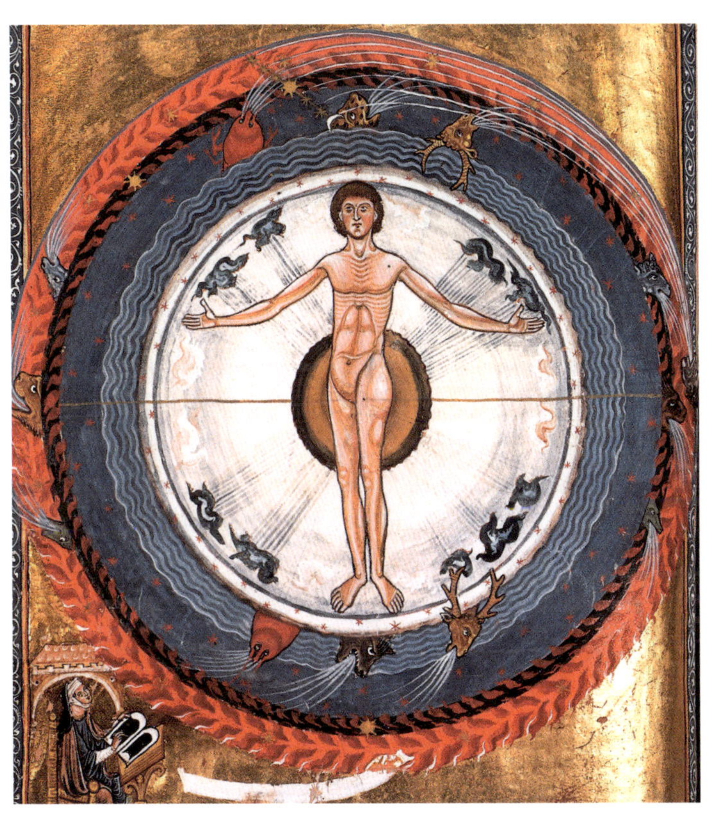

Der Mensch ist ein Wunder Gottes, ein Licht aus Gott, das lebt und wieder stirbt."

Vorwort zur zweiten Auflage

Die meisten Probleme in der Welt haben psycho-soziale Ursachen aufgrund fehlender spiritueller Werte, wodurch gefährliche Volkskrankheiten entstehen mit exorbitanten Folgekosten. Diese haben bereits 2010 mehr als 24 Billionen US-Dollar weltweit überschritten! D.h. bei einen Weltsozialprodukt von rund 74 Billionen US-Dollar im Jahr 2013 wurden fast ein Drittel der Gesamtkosten der weltweiten Wirtschaftskraft von psycho-sozialen Konflikten und Fehlern aufgefressen.

Sind wir noch zu retten?

Insgesamt leiden nach Angabe der Weltgesundheitsorganisation (WHO) weltweit etwa 1,5 Milliarden Menschen unter psychosomatischen Störungen, davon 400 Millionen unter Angst- und Zwangsstörungen, 350 Millionen unter Depressionen, 288 Millionen unter Alkoholabhängigkeit sowie 250 Millionen unter Persönlichkeitsstörungen. Eine Million Menschen pro Jahr werden mit dem Leben nicht fertig und sterben an Selbstmord. 80 Prozent aller Menschen in der westlichen Welt leiden an unheilbaren, d.h. chronischen Autoaggressionskrankheiten.

Selbst der Papst Franziskus I. bemerkt anläßlich seines Weihnachtsempfanges 2014 bei seinen Kardinäle 15 psycho-soziale Schwächen, u.a. übertriebenes Besitz- und Gewinnstreben, Korrup-

tion, geistige Verhärtung, Verbitterung und Verdruss, Rivalität, Zynismus, Geschwätzigkeit, Betrug, Eitelkeit, Neid, mangelnde Kooperation, mangelnde Christusliebe sowie geistigen Alzheimer und geistige Umnachtung.

„Die Seele," schreibt Hildegard von Bingen, „ kann sich nur über den Körper ausdrücken und gibt ihr Wohl-, aber auch ihr Missbefinden über den Körper kund!" Menschen, die oft Ärger, Einsamkeit, Frust und Wut empfinden oder ständig unter Druck stehen, sind anfälliger für Krankheiten. Stress ist für 95 Prozent aller Autoaggressionskrankheiten verantwortlich, wobei nicht nur die Selbstheilungskräfte blockiert, sondern auch die Abwehrkräfte zerstört werden.

80 Prozent aller Autoaggressionskrankheiten sind heute schulmedizinisch unheilbar, weil die psycho-somatischen Ursachen nicht beseitigt werden. Was wir daher heute alle dringend brauchen, ist ein wirksames Wertesystem, daß die psycho–sozialen Probleme und damit Stress beseitigt, um die Selbstheilungskräfte zu aktivieren, damit ganzheitliche Heilungen ablaufen können.

Die Hl. Hildegard hat in ihrem Buch von den Werten des Lebens „Liber vitae meritorum" 35 seelische Risikokräfte beschrieben, die im Streitgespräch mit 35 spirituellen Heilkräfte stehen, wodurch eine psychosomatische Heilung der stressbedingten Autoaggressionskrankheiten möglich wird.

Die in diesem Buch vorgestellten seelischen Heilkräfte können mit ihren Worten und bildhaften Darstellungen die Menschen von ihren Problemen und Lasten befreien, wodurch 35 spirituelle Heilkräfte freigesetzt werden können, damit psychosomatische Heilungen ablaufen.
Dieses Buch hat sich insbesonders beim Hildegard Fasten tausendfach bewährt, wodurch diese Neuauflage notwendig wurde.

Dr. Wighard Strehlow
Im Mai 2015, Allensbach am Bodensee

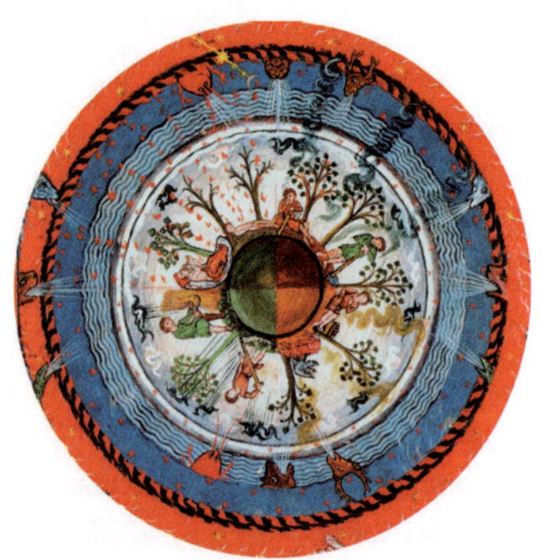

Der Mensch im Weltennetz

Hildegard Heilkunde – im Einklang mit Gott und der Schöpfung

Auf dem Weg zu einem glücklichen, harmonischen und sinnvollen Leben muss sich jeder zur Entfaltung seiner Persönlichkeit mit seinen Fehlern und Stärken, Schatten- und Lichtseiten bzw. mit den Tugenden und Lastern auseinandersetzen, die entweder sein Leben fördern und stärken oder schwächen und blockieren. Wie keiner vor und nach ihr, inszenierte Hildegard von Bingen in ihrem Buch über die menschlichen Werte, wie 35 positive und 35 negative Kräfte einen atemberaubenden Machtkampf austragen, der sich bis in den Mikrokosmos aller Körperzellen auswirkt.

Wer entscheidet über unsere Gesundheit? Große klinische Studien aus allen fünf Kontinenten bestätigen in glänzender Übereinstimmung mit der Hildegard-Heilkunde, dass die gesunde Ernährung und ein liebevoller Lebensstil in der Lage sind, Krebs und andere sogenannte „unheilbare Zivilisationskrankheiten" bis zu

80 Prozent zu vermeiden. Die Genetik und die Umwelt haben jeweils nur 10 Prozent Einfluss auf unsere Gesundheit (Food, Nutrition and the Prevention of Cancer: A Global Perspective, by the American Institute for Cancer Research (AICR) and the World Cancer Research Fund). Mit anderen Worten: Die Hildegard-Ernährungstherapie und ein sinnvoller Lebensstil voller Liebe und Freude könnte die Krebsrate um bis zu 80 Prozent senken.

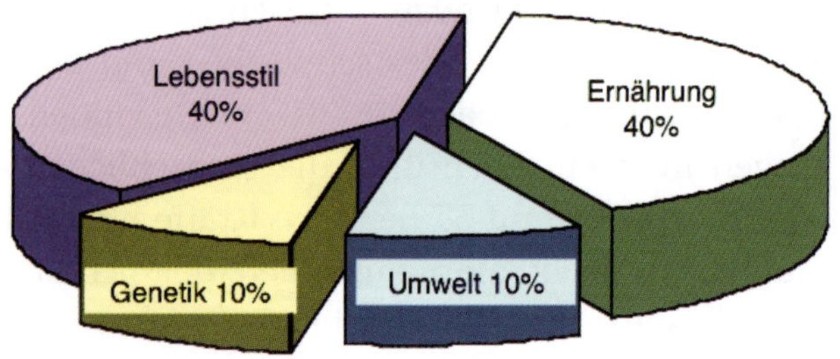

Food, Nutrition and Prevention of Cancer, a Global Perspective

Abb. 1: Ein liebevoller Lebensstil und eine gesunde Ernährung erhalten unsere Gesundheit.

1. Alles Genetik oder wer kontrolliert unser Leben?

Als das menschliche Genom 2001 vollständig entschlüsselt war, wurde es als Paukenschlag der Gentechnologie gefeiert. Nun war alles klar, alles Vererbung, ein Gen, eine Krankheit. Man brauche nur die kranken Gene austauschen und die Krankheit sei verschwunden. Aber zum Entsetzen der Genetiker fand man nur 25.000 Gene, obwohl im menschlichen Organismus 150.000 verschiedene Eiweiße hergestellt werden müssen. Ein Gen - ein Eiweiß? Hatte man sich verrechnet? Nein, nur geirrt. Der Zellkern besteht nicht nur aus Genen, sondern zur Hälfte aus Eiweiß und die Funktion des Eiweißes hatte man einfach ignoriert.

Eine neue Wissenschaft war geboren. Sie beschäftigte sich mit der Frage, wer uns regiert, kontrolliert und steuert, die Gene oder die Epigenetik (griechisch „epi“ = „über“, „zusätzlich“)? Die Epigenetik setzte das schulmedizinische Dogma außer Kraft, nachdem unsere Gesundheit allein durch unseren genetischen Code gesteuert werden soll und jede Krankheit eine Folge kranker Gene sei. Der Mensch als Opfer seiner Erbanlagen - eine von Genen gesteuerte genetische Maschine?

50 Jahre nach Entdeckung der Molekularstruktur der Desoxyribonukleinsäure (DNA) als Doppelhelix durch Francis Harry Compton Crick zusammen mit James Watson weiß man heute, dass die Gene durch die epigenetische Regulation gesteuert werden und diese Steuerung durch die Signale aus der Umwelt ausgelöst werden.

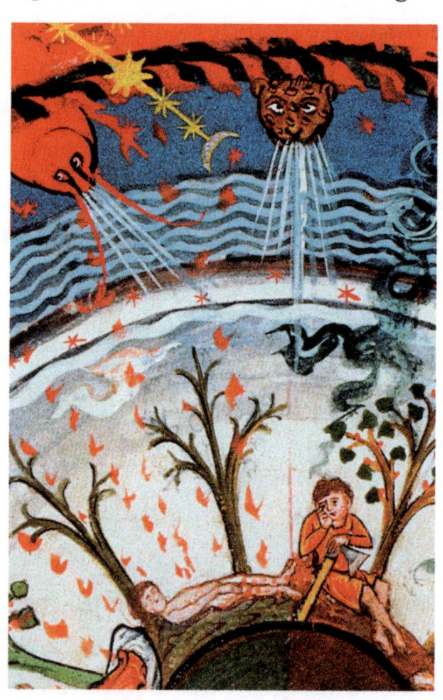

Kosmische Kräfte steuern unser Leben.

Wie bereits von Hildegard vorausgesagt und von klinischen Studien bestätigt, bleibt der Mensch durch eine gesunde Ernährung und einen sinnvollen Lebensstil gesund, während er durch das Gebräu aus psycho-sozialen Fehlern und einer miserablen Ernährung krank und schwach wird. Epigenetische Faktoren können sogar die Gene außer Kraft setzen, die gerade dabei sind, Tumore, Herzinfarkte, Schlaganfälle oder seelische Krankheiten wie Depression, Schizophrenie oder Alzheimer auszulösen. Der Weg zur Heilung besteht immer darin, die destruktiven Kräfte in positive spirituelle Kräfte umzuwandeln. Hier liegt der Schlüssel für ein Leben voller Liebe, Lebenslust und Gesundheit.

Dieses Buch beschäftigt sich mit unserer seelischen Gesundheit, die eine absolute Voraussetzung für unsere körperliche Gesundheit ist. Ganz egal wie konsequent wir die Hildegard-Heilmittel und Lebensmittel einsetzen, wir können nicht vollkommen gesund werden, solange seelische Blockaden im Wege stehen. Wenn es stimmt, dass sich hinter jedem Laster eine Tugend, hinter dem Bösen das Gute und hinter den Schwächen die Stärken verbergen, ist die materielle Welt mit ihren

35 destruktiven Kräften kein Grund, daran zu verzweifeln, sondern ganz im Gegenteil eine Schule für ein glückliches, liebevolles und sinnvolles Leben. Diese Seelenapotheke ist ein Angebot, das Leben radikal zu verändern und selber Verantwortung für das eigene Schicksal unserer Gesundheit zu übernehmen.

Beginnen Sie eine spannende Reise in ihre Seele und entdecken Sie deren Heilkräfte, damit Sie lange bevor die Krankheiten ausbrechen Ihr Leben mit Liebe, Zuversicht, Glück, Tapferkeit, Mut, Lebensfreude und Lebenslust ausfüllen. Die Kombination der Hildegard-Heilkunde mit den Forschungsergebnissen der Epigenetik gehört heute zu den faszinierendsten und genialsten Entdeckungen und kann unser Leben radikal verändern.

„Das Universum ist voller Leben und Freude," schreibt Richard Conn Henry, Professor für Physik und Astronomie an der John Hopkins Universität, Baltimore, USA, in Nature 2004 vom 14. November. Mensch und Universum sind untrennbar miteinander verbunden, so beschrieb es Hildegard von Bingen bereits vor 850 Jahren in ihrem medizinischen Lehrbuch „Causae et Curae": „ Der Mensch hat Himmel und Erde, und alles was geschaffen ist, in seiner Gestalt vereinigt und alles liegt in ihm verborgen".

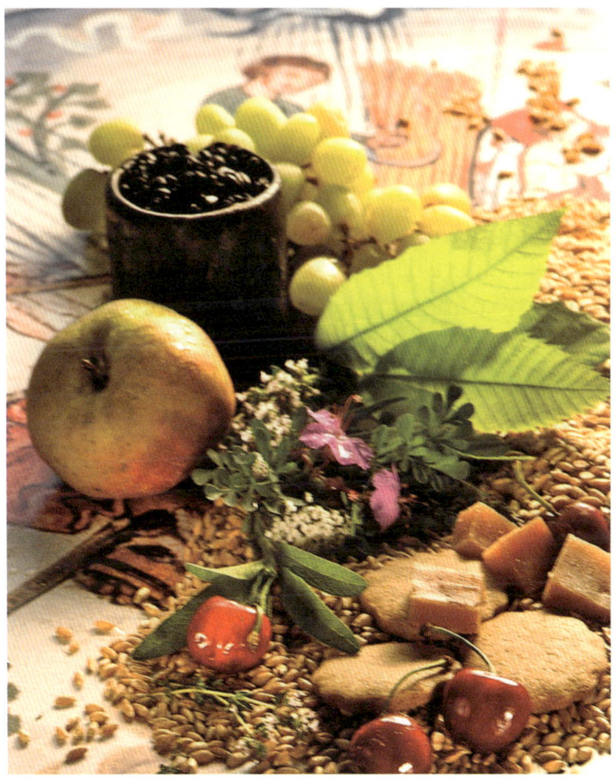

Lebensmittel beeinflussen unsere Gesundheit.

2. St. Hildegard und ihre Vision

Vor 850 Jahren geschah etwas Außergewöhnliches: Für Hildegard von Bingen (1098–1179) öffnete sich der Himmel und sie sah und hörte Dinge, die bisher noch niemand vor und nach ihr in so einer Klarheit gesehen hatte. Musik und Medizin, Theologie und Kosmologie waren zu einer Einheit verbunden. Zusammen mit ihrem Sekretär Volmar schrieben sie alles auf, was Hildegard sah und hörte. Es entstand durch die 25-jährige freundschaftliche Zusammenarbeit der Rupertsberger Riesenkodex, ein Werk in zehn theologisch-kosmologischen und medizinischen Büchern.

Gott zu finden ist ein Geheimnis, aber es gibt Heilige, die diese Wege kennen - wie Hildegard von Bingen, die mit ihrem ersten Buch „Wisse die Wege - Scivias". Mit diesem Buch wurde Hildegard weltberühmt. Der Papst Eugen III. kam persönlich aus Rom und las anlässlich der Einweihung der Abtei St. Matthias in Trier daraus vor. Er bekannte vor der versammelten geistigen Elite, dass dieses Buch aus der Weisheit Gottes geschrieben sei und stellte Hildegard und ihr Werk unter seinen persönlichen Schutz. Hildegard wurde in ganz Europa bekannt und bekam den Titel „Prophetissa Teutonica" - die deutsche Prophetin.

Wir sehen hier das erste Blatt des Buches mit Hildegard und ihrem Sekretär Volmar. Das Original ist seit dem Zweiten Weltkrieg verschwunden. In der Abtei St. Hildegard befindet sich aber eine Abschrift mit 35 Visionstafeln. Ich bin den Ordensschwestern in Eibingen für die Erlaubnis dankbar, die Visionsbilder daraus verwenden zu dürfen.

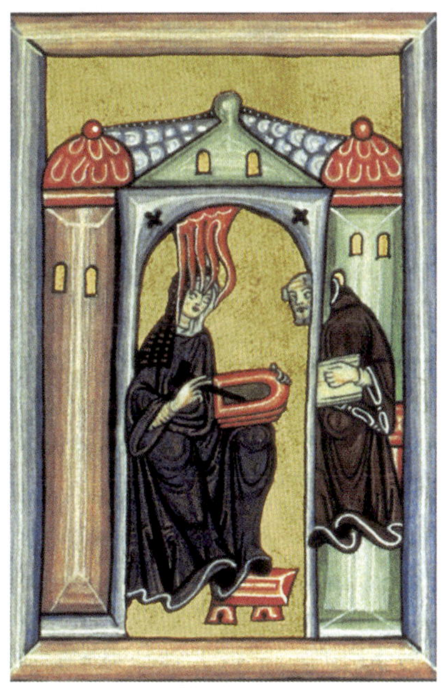

Die Hl. Hildegard und Volmar

3. Hildegards Werke: eine Einheit von Spiritualität und Wissenschaft

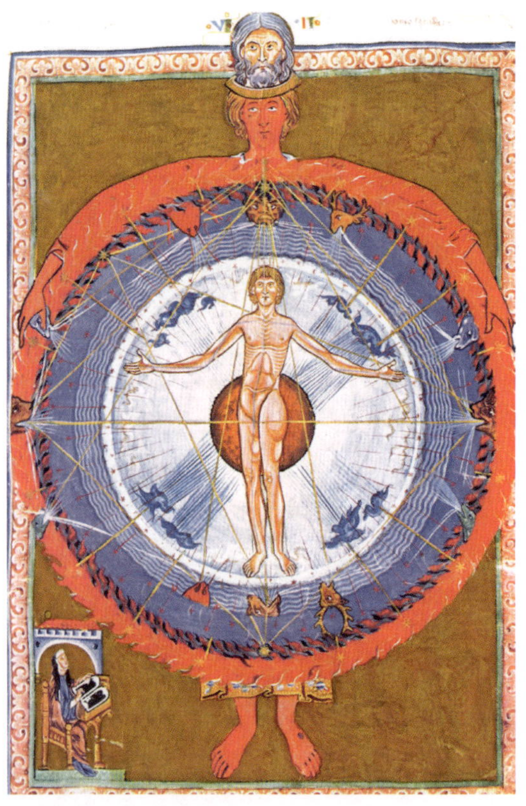

Abb. 3: Weltall, Mensch und Gott

In dieser Vision erkennen wir, wie der Mensch untrennbar mit dem göttlichen und kosmischen Energiefeld verbunden ist, das für die Erhaltung des Lebens, unserer Gesundheit und unser Wohlbefinden verantwortlich ist. Dieses Energiefeld ist mehr als quantenmechanischer Übergang von Materie in Energie. Der amerikanische Physiker und Astronom Richard Conn Henry warnt: „Frag nicht die Physiker, ihre Vorstellungen waren bisher viel zu eng. Wenn überhaupt, ist das Universum immateriell, mental und spirituell: Leben und Freude."

Der kosmische Christus ist die Quelle aller 35 göttlichen Lebens- und Seelenkräfte, die gleichzeitig auch in unserer Seele vorhanden sind. Sie senden ihre Energie in alle unsere Körperzellen und steuern über die epigenetische Regulation den Ablauf aller Körperfunktionen: Regeneration, Wachstum, Wohlbefinden und die Abwehr von Krankheiten. In ihrem Buch „Liber Vitae Meritorum" beschreibt Hildegard, wie die 35 menschlichen Schwächen und 35 Stärken in unserer Seele um die Vorherrschaft kämpfen, wobei sie entweder unsere Gesundheit erhalten oder zerstören können.

Die Therapie besteht darin, hinter den Lastern die Tugenden zu entdecken und die destruktiven Kräfte in heilende Kräfte zu transformieren. Das Universalmittel für diese Transformationen ist in 27 Fällen das Hildegard-Fasten und die Streitgespräche der Tugenden mit den Lastern, die uns aufrütteln, unser Leben zu verändern.

Mit 70 Jahren begann Hildegard ihr größtes Werk „Die göttlichen Werke" - Liber Divinorum Operum - eine Vision über die Zusammenhänge von Mensch und Universum und deren Auswirkungen auf die Schwangerschaft, die sieben Tage der Schöpfung und den prophetischen Ablauf der Weltgeschichte. Auf dieser Gesamtschau basiert die gesamte Hildegard-Heilkunde. Eine Trennung von Theologie, Kosmologie, Weltgeschichte und Medizin, wie wir sie heute vorfinden, ist der Hildegard-Heilkunde total fremd.

Gerade in diesem Buch betont Hildegard ganz klar: Alle ihre spirituellen Bücher, auch das medizinisch-naturwissenschaftliche Wissen, sind visionär aus der Weisheit Gottes geschrieben. Wie sonst konnte auch eine Äbtissin im 12. Jh. über die Sexualität von Mann und Frau, die Entstehung von Krebs oder die Ursachen und Behandlung von Autoaggressionskrankheiten berichten? Mit diesem Wissen war sie ihrer Zeit weit voraus.

Wie große weltweite Studien beweisen, kann mit Hilfe der Ernährungstherapie und einem liebevollen und glücklichen Lebensstil die Krebsrate und das Auftreten der heutigen sogenannten „unheilbaren" Autoaggressionskrankheiten um 80 Prozent gesenkt werden.

Zusätzlich schrieb Hildegard auch noch innerhalb von zwei Jahren die erste deutsche Naturheilkunde „Physica", in der sie die natürlichen Heilkräfte in den Bäumen und Früchten, Gewürzen und Heilkräutern, Tieren, Vögeln, Fischen, Edelsteinen und Metallen in neun Büchern zusammenfasste.

4. Die Vereinigung der göttlichen mit der irdischen Natur des Menschen

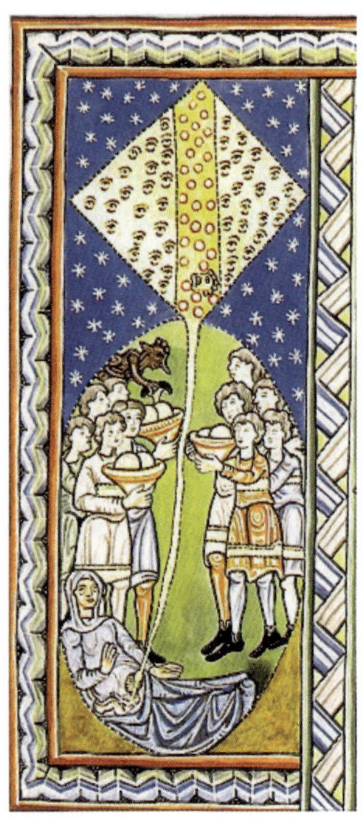

Abb. 4: Die Seele vereinigt sich mit dem Körper und übernimmt dessen Fürsorge.

In dieser Vision erkennen wir, wie sich die göttliche Lebens- und Heilungskraft „viriditas“ mit dem Kind im Mutterleib verbindet. Das goldene Viereck auf blauem

Hintergrund symbolisiert die Seele im göttlichen Energiefeld. Hildegard nennt diese Energie leuchtende Materie, „lucida materia", die sich im Körper des Babys materialisiert, das Kind fängt an, sich im Mutterleib zu bewegen. Hildegard spricht nun von der „turbulenta materia" - der belebten Materie. Von nun an bleibt das Kind bis über seinen Tod hinaus immer mit dieser unsterblichen göttlichen Energie verbunden. Dieses Energiefeld belebt alle Geschöpfe und verbindet sie zu einer kosmischen Einheit. Das göttliche Energiefeld ist geistig und spirituell, indem es sämtliche Formen des Denkens, Heilens und der Kreativität umfasst. Hildegard war die Erste, die die Doppelnatur von Materie und Energie erkannt hat. Albert Einstein hat dafür 1905 den Nobelpreis erhalten.

Mit ihrem Buch über die Werte und Schwächen der Menschen hat Hildegard die materialistische, destruktive Welt mit ihren 35 Lastern von der Geldgier bis zum Weltschmerz aus den Angeln gehoben und uns den Weg in die göttliche Welt gezeigt. Hier erfahren wir, dass unsere Seele über einen Schatz von 35 Kräften verfügt, die unser Leben sinnvoll und glücklich erfüllen können. Durch unseren freien Willen entscheiden wir uns aber immer wieder auch für die materielle, stressige Welt mit ihren Fehlern und Schwächen, wodurch Krisen und Krankheiten ausgelöst werden. Da fast alle Krankheiten im geistig-seelischen Bereich beginnen, können sie auch erst geheilt werden, wenn die seelischen Ursachen, welche die Krankheiten ausgelöst haben, beseitigt werden. In dem Moment, wo wir aber hinter unseren Schwächen unsere Stärken entdecken und uns mit ihnen verbinden, wird die göttliche Energie in unserer Seele frei, die wir zur Heilung und Regeneration benötigen. ,Diese positiven Kräfte machen uns stark und unverletzbar. Ein radikaler Ruck erfolgt und wir erkennen die Kräfte der göttlichen Welt, der einzigen Welt, in der wir nach unserer göttlichen Natur handeln und glücklich werden können.

Wir sind zwar über Nacht noch kein(e) Heilige(r), aber Fasten und Meditation können ein Weg sein, von der materiellen in die göttliche Welt zu gelangen. Leider ist das aber nicht immer einfach, weil wir uns im Umgang mit unseren Schattenseiten immer wieder selber im

Weg stehen. Aufgrund allerneuester Erkenntnisse auf dem Gebiet der Epigenetik muss uns aber immer wieder bewusst sein, dass sowohl die destruktiven als auch die positiven Seelenkräfte die epigenetische Regulation beeinflussen und entweder ein Chaos oder ein harmonisches Gleichgewicht in unseren Genen auslösen können. Passen wir also gut auf uns und unsere Gedanken, Worte und Gefühle auf, sie machen uns schwach und krank oder stark und gesund.

5. 35 Tugenden und Laster im Zusammenhang mit den Körperregionen und Lebensalter sowie der Wirbelsäule

Kopfregion	**Das Leben vor dem Leben**
1.) Liebe zum materiellen Reichtum*	1.) Liebe zum Himmlischen
2.) Ausgelassenheit	2.) Ordnung
3.) Vergnügungssucht	3.) Bescheidenheit
4.) Unbarmherzigkeit	4.) Mitgefühl
5.) Frustration	5.) einen Sieg vollbringen
6.) Wut, Zorn	6.) Geduld
7.) Schadenfreude, Zynismus	7.) Sehnsucht nach Gott

Rumpf - Hüfte

8.) Schlemmerei
9.) Verbitterung
10.) Rücksichtslosigkeit
11.) Lüge
12.) Streitsucht
13.) Unglücksseligkeit*
14.) Maßlosigkeit*
15.) Seelenkälte*

Schwangerschaft

8.) Enthaltsamkeit
9.) Großzügigkeit
10.) Güte
11.) Liebe zur Wahrheit
12.) Liebe zum Frieden
13.) Glückseligkeit
14.) Das rechte Maß
15.) Seelenheil

Oberschenkel - Knie

16.) Hochmut*
17.) Neid
18.) Ruhmsucht
19.) Ungehorsam
20.) Unglaube
21.) Verzweiflung
22.) Überfluss, Wollust

Kindheit und Jugend

16.) Demut
17.) Nächstenliebe
18.) Ehrfurcht
19.) Gehorsam
20.) Glaube
21.) Hoffnung
22.) Liebe zum einfachen Leben

Waden - Knöchel

23.) Ungerechtigkeit
24.) Schwäche
25.) Geistige
Umnachtung
26.) Unbeständigkeit*
27.) Sorgen machen
28.) Hartherzigkeit
29.) Sucht, Abhängigkeit
30.) Zwietracht

Erwachsenenalter

23.) Gerechtigkeit
24.) Tapferkeit, Stärke
25.) Heil an Leib
und Seele
26.) Beständigkeit
27.) Ursehnsucht
28.) Umkehr, Reue
29.) Sucht - Freiheit
30.) Harmonie

Füße

31.) Spottsucht
32.) Labilität
33.) Magie
34.) Geiz
35.) Weltschmerz*

Alter

31.) Würde
32.) Stabilität
33.) Gottes Verehrung
34.) Genügsamkeit
35.) Himmlische Freude

Fasten ist ein Universalheilmittel, außer bei den mit „*" gekennzeichneten Lastern

6. Wisse die Wege aus Deiner menschlichen in Deine göttliche Natur

Unsere menschliche Natur liebt diejenigen, die uns lieben, nicht die, die uns hassen. Es liegt in der menschlichen Natur zurückzuschlagen, wenn wir angegriffen werden, obwohl Jesus sagt: „Kämpfe nicht gegen das Böse." Jesus macht da keine Ausnahme. Die Botschaft von Jesus veredelt die menschliche in seine göttliche Natur: „Halte deine rechte Backe hin. Liebe deinen Nächsten wie dich selbst."

Sind die Worte von Jesus zu radikal, um danach zu leben? War das seine Absicht? Oder haben wir Jesus missverstanden, obwohl er so klar, einfach und direkt gesprochen hat?

Jesus wollte eine komplett andere menschliche Natur und solange wir uns selbst nicht ändern, werden wir ihn nicht verstehen. Wir können unser ganzes Leben damit verbringen, ein guter Christ zu sein, ohne zu tun, was Jesus wirklich von uns wollte. Jesus wollte eine neue Wirklichkeit, wiedergeboren aus Gott. Diese Vision ist atemberaubend. Sie weist uns in ein mystisches

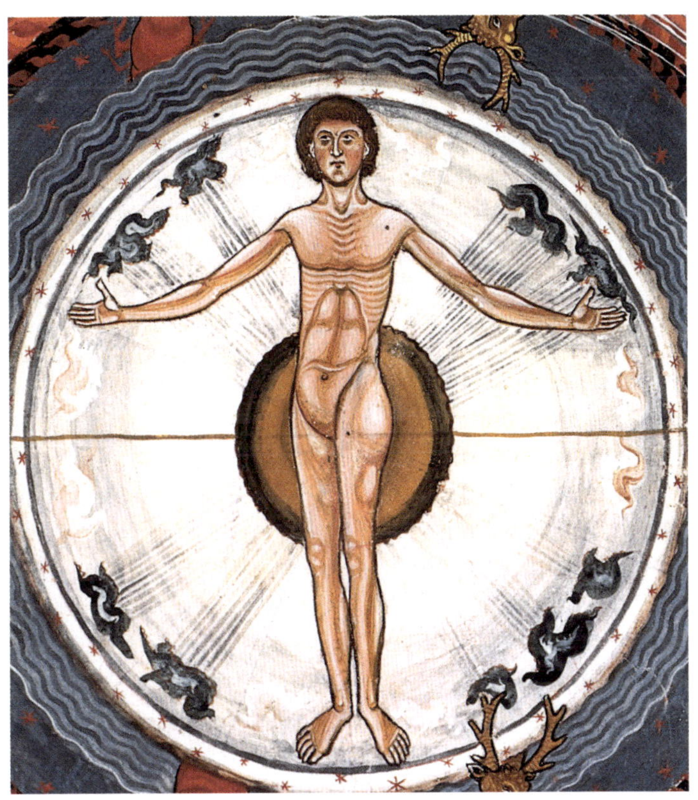

Abb. 5: Die Menschen mit Gott und dem Universum im harmonischen Gleichgewicht

Reich Gottes, das einzige Reich, in dem die Menschen nach ihrer göttlichen Natur leben und handeln. In der Tiefe unserer Seele wissen wir, wie wir unseren Nächsten wie uns selbst behandeln können. Hier sind wir fähig, die Blockaden beiseite zu räumen, die uns daran hindern, unsere Feinde zu lieben und mit Gott und dem Universum in Harmonie zusammenzuleben.

7. Wie werde ich glücklich?

Die Liebe ist ununterbrochen bestrebt, alles und alle glücklich zu machen, sich ständig zu beschenken mit Glück und Freude. Wer Gutes tut, vermehrt automatisch auch sein eigenes Glück, seine Seligkeit, der nach oben keine Grenzen gesetzt sind. Und diese Prinzipien gelten im Himmel wie auf Erden. Menschen, die andere glücklich machen, sind immer glücklich, das wissen alle, die anderen helfen. Wenn ich mein Herz verschenken, einem anderen ganz vertrauen, mich auf jemandem verlassen kann, dann merke ich: Der freut sich, dass ich glücklich bin und lässt mich nicht allein, wenn ich traurig bin. Dann bin ich auch selig.

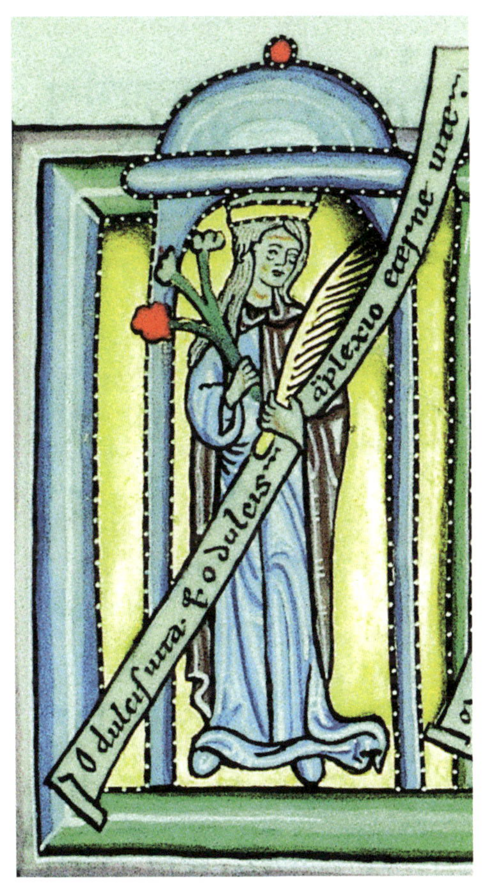

Abb. 6: Die Liebe bringt den Himmel auf Erden.

Marika Röck singt ihm in bester Laune: „Für eine Nacht voller Seligkeit, da gebe ich alles hin, doch ich verschenk mein Herz nur dann, wenn ich in Stimmung bin.“ Nur eine Nacht glücklich, wir wollen mehr und gehen nach Rom, wo man professionell „selig gesprochen“ wird. Aber da muss vorher was nachgewiesen werden: besondere Leistungen, außerordentlicher Glaube, selbstlose Nächstenliebe, ein Wunder womöglich und bezahlen muss man auch. Wenn ich also selig werden möchte - dann muss ich mich langsam ranhalten. Endlich was Großes leisten, was Mutiges, so wie Hildegard von Bingen.

Was ist mit mir? Bin ich womöglich sowieso zu unwürdig, zu wenig mutig, einfach nicht geeignet für die Seligkeit? Jesus hat das ganz anders gesehen, er hatte eine allumfassende Vision und wollte, dass jeder glücklich wird. Er war bereit dafür auf die Erde zu kommen. Auf Erden, nicht erst in der Ewigkeit sollte es so sein wie im Himmel! Die meisten Christen glauben daran, dass sie den Himmel erst nach dem Tod erreichen, aber das Gottes Reich ist hier und jetzt. Und als er von den Pharisäern gefragt wurde: „Wann kommt das

Reich Gottes?“, antwortete er ihnen und sprach: „Das Reich Gottes kommt nicht so, dass man es beobachten könnte; noch wird man sagen: Siehe hier! oder: Siehe dort! Denn siehe, das Reich Gottes ist mitten unter euch.“ Lukas 17,20

Und das gilt für uns heute genau so wie für die Leute damals. Keine Vorleistung, keine besonderen Heldentaten oder fromme Sprüche aufsagen. Wir könnten auch auf Erden so glücklich wie im Himmel sein, es fehlen nur der gute Wille und das Bewusstsein zur Umkehr. Ohne Umkehr aber gibt es kein Glück und keine Freude.

8. Die Erfolgsformel - Trachtet zunächst nach dem Reich Gottes

Glücklich sind die Menschen, die eine Sehnsucht haben, eine Vision, einen Traum, nicht die Reichen, die sowieso schon alles haben. Genauso sieht das auch Jesus. Er tröstet und er schickt tausend Engel. Gott ist immer für uns da, er zieht die Notbremse, bevor wir ins Unglück fallen. Darauf können wir uns verlassen. Und wir spüren, dass uns das zufrieden und

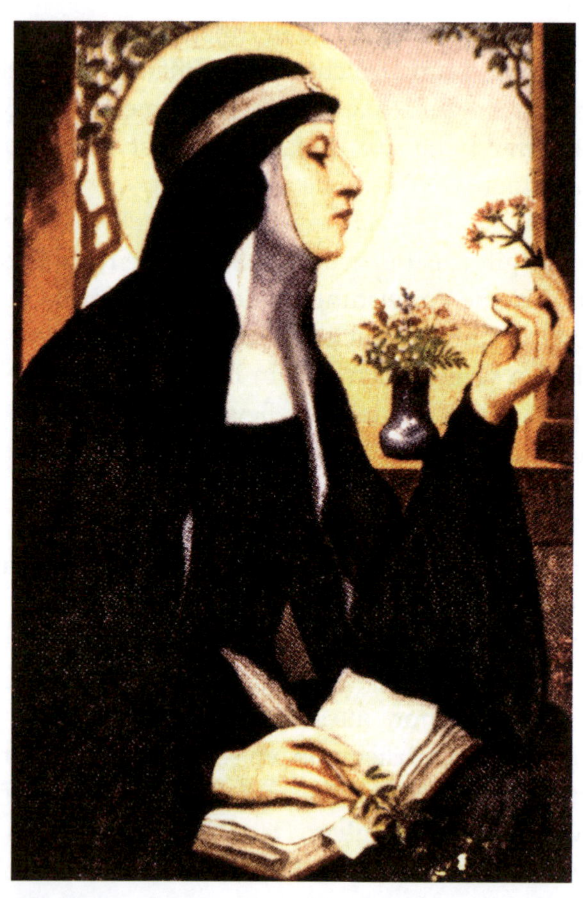

Abb. 7: Die Heilige Hildegard bei ihrer Visio

richtig glücklich macht. Aber trotzdem sind wir manchmal traurig, was kann man da tun? Die richtige Stimmung haben und ein Lied singen, wie Marika Röck? Eigentlich ist es genau wie bei der Liebe. Man kann die Liebe nicht erzwingen. Die Liebe ist ein Geschenk, wie der Glaube auch. Und wir spüren, was Jesus meinte, dass Du daran glauben musst, sonst funktioniert das nicht! Gratia, gratis: Umsonst - aus Gnade sind wir glücklich geworden durch den Glauben. Der Glaube ist der Lackmustest, ob es wirklich stimmt. Es ist Gottes Gnade und wenn Du daran glaubst, bist Du glücklich!

9. Der Baumeister von Mikro- und Makrokosmos – Scivias: Visio III,1

Wir sehen in dieser Vision den allmächtigen Gott und Schöpfer des Universums auf seinem mit Edelsteinen geschmückten Thron. Mit seinen Füßen treibt er ein feuriges Rad - unseren blauen Planeten. Blau ist unser Planet, so wie die Kosmonauten unsere Welt von ihrem Raumschiff aus sehen.

Zusätzlich beherrscht die Farbe Gold das Visionsbild. Gold ist das Symbol für die Anwesenheit Gottes, für

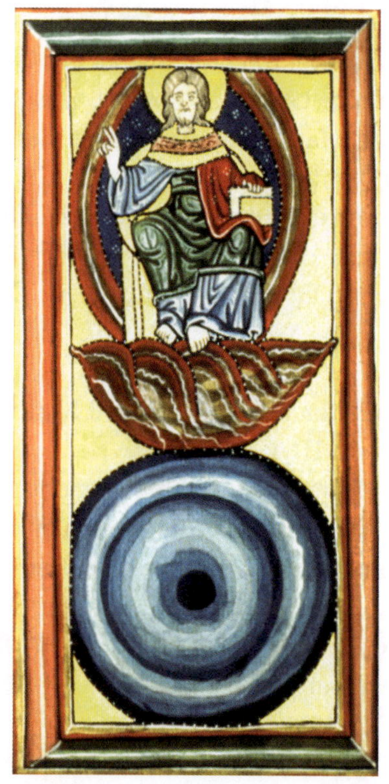

Abb. 8: Der Schöpfer hält das Universum in Bewegung

sein Königreich und seine Macht. Er ist der Baumeister, Heiler und Richter des Makro- und Mikrokosmos. Das Gold, was von Ihm ausstrahlt, ist die Lebensenergie, die das Universum durchdringt und die ganze Schöpfung mit Lebenskraft versorgt. Es gibt keinen leeren Raum, er ist erfüllt mit dieser göttlichen Matrix, mit der alle Geschöpfe erschaffen und am Leben erhalten werden. Diese Kraft steuert unser Leben bis hinein in den Mikrokosmos unserer Körperzellen. Tag und Nacht ist jede einzelne Zelle mit dieser Lebensenergie verbunden.

Gott ist die Quelle und das Zentrum des gesamten Lebens. In seinen Händen hält er den Bauplan unserer Seele.

Hildegard berichtet, wie sie sich zitternd an Gott wendet und ihn, den Vater und Schöpfer wie einen Liebhaber bittet, ihr das Geheimnis des Bauplans der menschlichen Seele zu offenbaren und er antwortet: „Wie schön sind deine Augen, wenn du die Pläne Gottes verkündest und wenn in ihnen die Morgenröte meiner Kraft aufleuchtet. Deshalb rede von meinem Sohn Jesus, der selber das feurige Leben ist. Er belebt jeden mit seiner Liebe, auch wenn es so aussieht, als ob er bereits gestorben sei."

10. Der Bauplan der Seele - Scivias: Visio III,2

Hildegard beschreibt in dieser Vision die kosmische Stadt Jerusalem aus der Offenbarung des Johannes als Modell für den Bauplan der menschlichen Seele. Jesus wohnt im Osten der Stadt mit den 35 Frauen, die die Tugenden repräsentieren. Sie sind die „starken Arbeiter Gottes", die heilen, schützen, aufbauen, trösten, lieben und Lebensfreude auslösen können. Sie wohnen verteilt in den Häusern, Türmen, Säulen, Mauern und Palästen der Stadt.

Durch diese Kräfte in unserer Seele sind wir mit Gott selber verbunden. Diese 35 Kräfte machen uns stark, um der materiellen und korrupten Welt mit ihren 35 Gegenkräften Widerstand zu leisten. Die göttlichen Kräfte unserer Seele sind hart wie Stein und Stahl. Diese Vision öffnet unsere Augen für die großartigen Möglichkeiten in der göttlichen Welt, dem einzigen Reich, in dem die Menschen nach ihrer göttlichen Natur leben, handeln und glücklich werden können.

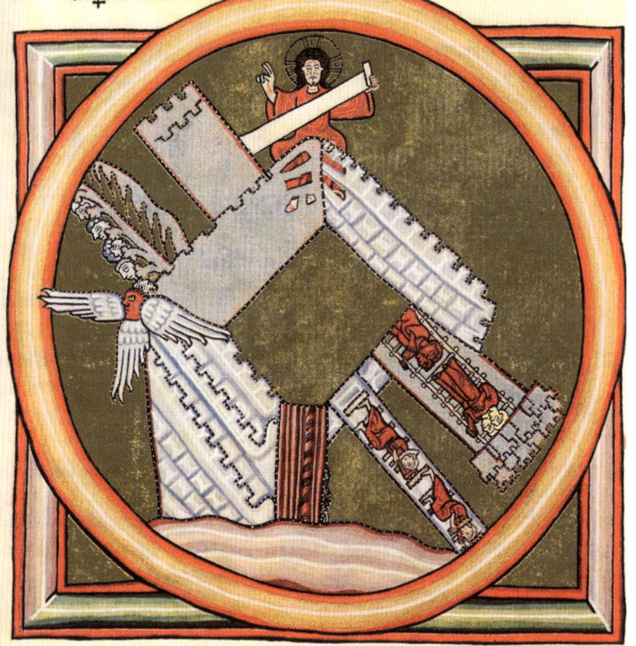

Abb. 9: Die kosmische Stadt Jerusalem

Den meisten Menschen ist der Bauplan unserer Seele vollkommen unbekannt und deshalb verläuft das Leben auch so chaotisch, ohne Sinn und Verstand mit vielen Krisen und Krankheiten und einem Menschenbild, dass in seiner Summe gegen Null geht. Wer sich aber mit Hildegard beschäftigt, weiß, dass hinter jedem Bösen das Gute, hinter jedem Laster eine Tugend und hinter jedem Problem eine Lösung gefunden werden kann. Wenn wir die Werte unserer Seele entdecken und anwenden, wird unser Leben wertvoll, glücklich und sinnvoll.

11. Fünf Tugenden steuern unser Leben – Scivias: Visio III,3

Vom glücklichen Leben – durch bewusste Elternschaft

Noch bevor wir geboren werden, beeinflussen psycho-soziale Kräfte das Schicksal unseres Lebens. In Übereinstimmung mit dem Hildegard-Wissen hat man durch epigenetische Beobachtungen herausgefunden, dass das Risiko, chronisch krank zu werden nicht nur von unseren Genen abhängt, sondern von Umweltfaktoren, die auf das Leben der Eltern vor der Zeugung zurückgehen.

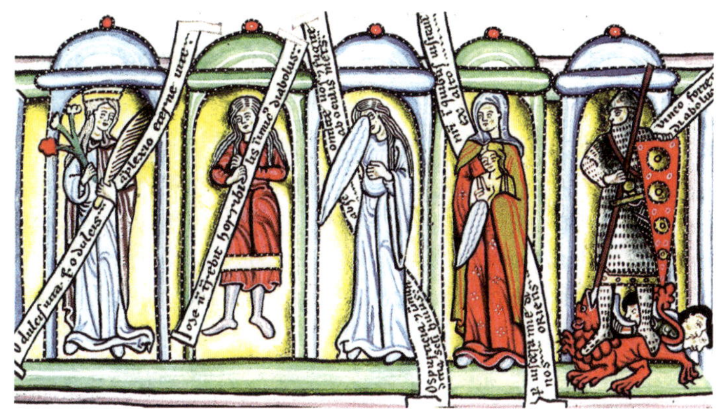

Abb. 10: Scivias: Visio III,3: Diese fünf Gotteskräfte sind für ein glückliches Leben lebensnotwendig

Das gefährliche Gebräu aus Materialismus und Geldgier, chaotischer Ausgelassenheit, Vergnügungssucht, Unbarmherzigkeit, Frustration, Wut, Aggression und Zorn sowie gemeiner Zynismus zerstören die epigenetische Steuerung und lösen in unseren Genen ein heilloses Durcheinander aus, wodurch Krebs, Rheuma, Diabetes und viele andere Autoaggressionskrankheiten ausgelöst werden können.

Auf der anderen Seite beeinflussen die Kräfte der Liebe, Disziplin, Bescheidenheit, Barmherzigkeit, des göttlichen Sieges, Geduld und Sehnsucht zu Gott bereits in der Zeit vor der Zeugung und während der Schwangerschaft das Steuerungsprogramm unserer Gene und sorgen dafür, dass die Gene stark und gesund bleiben. Sind die Eltern glücklich, haben sie auch glückliche Kinder. Hier ist der Schlüssel für ein Leben voller Liebe, Lebenslust und Gesundheit.

12. Das Leben vor dem Leben

Diese Entwicklung beginnt bereits nach Hildegard von Bingen im Leben vor dem Leben aufgrund der Liebe und dem Respekt, den sich die Eltern im Moment der Zeugung entgegenbringen. Danach beeinflussen das elterliche Verhalten und deren Überzeugungen während der Schwangerschaft und frühen Kindheit das Leben der Kinder und nehmen somit Einfluss auf die Gesundheit ihrer Kinder sowie auf ihr psycho-soziales Verhalten. Erst ab etwa dem sechsten Lebensjahr entwickelt sich der freie Wille und das Bewusstsein und die Kinder können sich nach ihrem Willen frei entscheiden.

Auf dem Weg zu einem glücklichen, harmonischen und sinnvollen Leben muss sich danach jeder zur Entfaltung seiner Persönlichkeit mit seinen Fehlern und Stärken, Schatten- und Lichtseiten bzw. mit den Tugenden und Lastern selbst auseinandersetzen, die entweder sein Leben fördern und stärken oder schwächen und blockieren.

Niemand kann über seinen eigenen Schatten springen, aber die Auseinandersetzung mit unserem eigenen Schatten gehört zu den wichtigsten Aufgaben unseres Lebens. Die meisten Menschen bleiben aber auf der Stufe ihrer Instinkte und vererbten Gewohnheiten stehen und begnügen sich mit der niedrigsten Stufe ihrer menschlichen Existenz, obwohl sie kraft ihres eigenen freien Willens die alten vererbten Programme überschreiben könnten.

Viele Menschen leugnen, verdrängen oder projizieren ihren eigenen Schatten auf ihre Eltern oder die Umstände, wie sie erzogen worden sind und schieben die Schuld an ihrem Schicksal auf andere Personen, weil sie sich nicht entwickelt haben. So entstehen bedrohliche Feindbilder, Vorurteile, Dämonen oder Sündenböcke mit deren Eigenschaften wie Angst, Furcht, Rassismus oder Fremdenfeindlichkeit. Die Verdrängung der Schattenseiten und Fehler im Unterbewusstsein sind die Ursachen vieler chronischer Krankheiten und Lebenskrisen.

Jesus wollte eine komplett andere menschliche Natur: „Kämpfe nicht gegen das Böse. Liebe Deinen Nächsten wie Dich selbst. Liebe Deine Feinde." Wer seine Feinde liebt, hat keine Feinde mehr. Sind seine Worte zu radikal, um danach zu leben oder haben wir ihn missverstanden? Solange wir uns nicht ändern, werden wir Ihn nicht verstehen. In der Tiefe unserer Seele wissen wir aber, wie wir unseren Nächsten behandeln und unseren Feind lieben können. Wir brauchen eine spirituelle Radikalkur, um unsere menschliche in unsere göttliche Natur zu verwandeln.
Dafür zeigte uns die Hl. Hildegard einen anderen Platz in unserer Seele und nannte ihn die Stadt Gottes mit ihren Gebäuden, Türmen, Mauern und Bögen, in denen die 35 Tugenden wohnen, die uns heilen, trösten, stark machen und durchs Leben führen. Trotz-

dem und gerade deshalb gibt es die materielle Welt mit ihren 35 Lastern, die uns den Boden unter unseren Füßen wegzieht. Hier wird gelogen und betrogen. Es ist nach wie vor die Welt von Mord und Totschlag, Krieg, Korruption und Gewalt, in der die Menschen in Angst und Schrecken versetzt werden, um sie zu Sklaven von einer kleinen Geldgier- und Machtelite zu machen.

Dennoch entfalten die 35 Laster eine starke Kraft und Dynamik zur Transformation der materiellen in die göttliche Natur des Menschen. Ohne diese radikale Wende ist eine Heilung an Körper, Seele und Geist gar nicht möglich. Erst durch diesen Übergang gelingt der Eingang in die göttliche Welt, der einzigen Welt, in der jeder Mensch nach seiner göttlichen Natur leben und handeln kann.

Das Laster Nr. 1 – die Gier nach materiellen Reichtum und Geld – ist der Ursprung aller anderen 34 Übel. Die Belastung durch den Mangel an innerem Reichtum und Liebe wird durch die Sucht nach Materialismus und äußeren Reichtums kompensiert. Auf der anderen Seite ist die Liebe die allerstärkste Kraft für unser Wohlergehen und unsere Gesundheit. Sie stärkt das Immunsystem und sorgt dafür, dass kranke Zellen absterben und Infektionen abgewehrt werden können. Die Liebe ist die Voraussetzung für den inneren Reichtum mit allen anderen Tugend- und Lebenskräften bis hin zum Lebensglück und zur Lebensfreude und der Lebenslust Nr. 35.

Hildegard wirft einen Blick in das Innere unserer Seele und sieht einen Torbogen mit den ersten fünf Tugenden, zwei weitere befinden sich in einer Seitenkapelle. Diese sieben Lebenskräfte werden von den sieben Sinnesorganen aufgenommen und als Startsignale an alle Körperzellen weitergeleitet.

Der Körper wächst und gedeiht optimal unter dem Einfluss dieser Kräfte:

1. Amor caelestis - Liebe zur himmlischen Welt
2. Disciplina - Ordnung, Disziplin
3. Verecundia - Bescheidenheit
4. Misericordia - Einfühlungsvermögen, Mitgefühl

5. Divina victoria	-	einen göttlichen Sieg oder Wunder vollbringen
6. Patientia	-	Geduld
7. Gemitus ad Deum	-	Sehnsucht nach Gott, seinen Traum erfüllen

13. Die acht Führungskräfte der dreifachen Mauer – Scivias: Visio III,6

Wir lernen an dieser Stelle acht weitere Überlebungskräfte kennen. Hildegard sieht in unserer Seelenstadt eine gewaltige dreifache Steinmauer, in der sechs Tugenden wohnen. Am Ende der Mauer wohnen noch zwei weitere Tugenden: Das rechte Maß und das Heil der Seele.

Die ersten drei Kräfte: „Zufriedenheit", „Großzügigkeit" und „Güte" sind die Grundlagen für die nächsten drei: „Wahrheits- und Friedensliebe" sowie das „Glück" an 13. Stelle. 13 ist eine Glückszahl und Glück entsteht erst in einer Atmosphäre, in der nicht gelogen und gestritten wird. Ohne Wahrheit und Frieden gibt es kein Glück. Erst danach sind wir fähig, den goldenen Mittelweg im Leben zu gehen. Wer in seinem Leben den Willen Gottes erfüllt, wird auch außergewöhnliche Taten des Heils und der Heilung erleben und auslösen.

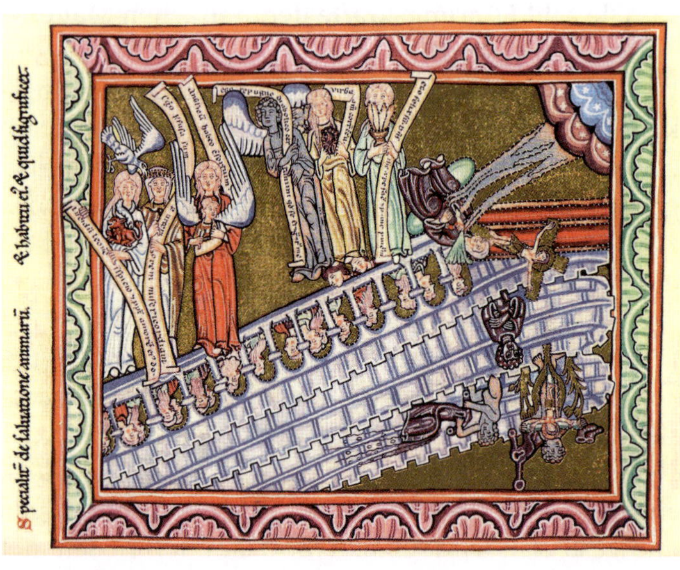

Abb. 11: Die acht Führungskräfte der dreifachen Mauer

14. Die Schwangerschaft

Die sieben Lebenskräfte beeinflussen das Baby während der Schwangerschaft im Mutterleib. Sie haben einen großen Einfluss auf die medizinisch-biologische und psycho-soziale Entwicklung des Kindes. Das Baby wächst und gedeiht optimal, wenn die Mutter die Hildegard-Ernährung auf der Basis von Dinkel, Obst und Gemüse anwendet. Besonders die Dinkelkost sorgt für eine gesunde Entwicklung, weil sie die Blut-, Nerven- und Muskelbildung anregt und genetische Schäden, die vor der Geburt oder während der Schwangerschaft entstanden sein könnten, beseitigt. Aufgrund seiner Inhaltsstoffe, besonders von Thiocyanat oder Rhodanid, hat der Dinkel antimutagene und antiteratogene Eigenschaften und unterstützt die Bildung aller im Wachstum befindlichen Zellen - auch des Immunsystems.

Jede Mutter freut sich ganz natürlich auf ihr Baby und glückliche Mütter haben deshalb auch glückliche Kinder.

Andererseits wurzelt die Anlage zu den meisten Zivilisationskrankheiten in der Schwangerschaft, wenn das

Baby in dieser Zeit von den Gegenkräften bedroht wird. Ultraschallaufnahmen beweisen, dass das Baby schockartig mit Krämpfen reagiert, wenn Vater und Mutter miteinander streiten, schreien oder gar miteinander kämpfen. In Kriegszeiten oder unter massivem Stress und Angst (Abtreibung) wird durch die Ausschüttung von Stresshormonen das Wachstum der Körperzellen behindert und das Immunsystem geschwächt. Je mehr Angst, umso weniger Wachstum, umso mehr Defekte und umso mehr Krankheiten im späteren Leben. Was kann man trotzdem tun? Sehr viel, man kann das Programm mit den Tugenden später bewusst neu überschreiben. So können auch alte Defekte aus der vorgeburtlichen Phase wieder vollkommen ausgeglichen werden.

Die Säule der sieben Führungskräfte in der Kindheit und Jugend - Scivias: Visio II,8

Wir bauen weiter an unserer Seelenstadt und haben dazu acht weitere Lebenskräfte zur Verfügung, die auf einer großen Säule wohnen. Von unten nach oben ragt daran eine Leiter, auf der die sieben Gotteskräfte fleißig auf- und absteigen und ihre Arbeit verrichten. Es sind die Stärken zur eigenen Persönlichkeitsentwicklung in der Kindheit und Jugend. An erster Stelle sehen wir die Demut, eine starke Kraft, die uns aus schwersten Niederlagen und Demütigungen aufrichten kann. Sie ist die Kunst, dennoch zu lächeln, auch wenn wir von unseren eigenen Freunden enttäuscht, verletzt oder gedemütigt werden. Es folgen die Nächsten- und Feindesliebe. Jesus hinterließ uns einen guten Rat, nach dem wir bis auf den heutigen Tag trotz größter gut gemeinter Bemühungen immer noch nicht leben:

„Alles nun, was ihr wollt, dass euch die Leute tun sollen, das tut ihnen auch! Das sind das Gesetz und die Propheten." Matth. 7,12

Die Tugend der Nächstenliebe ist radikal und unmissverständlich. Wir sollen unsere Feinde wie uns selbst lieben, woraus folgt, dass wir keine Feinde mehr haben werden. Die nächste Kraft ist Timor Domini – Ehrfurcht und Respekt vor Gott und die Bewunderung seiner Schöpfung. Alle großen Wissenschaftler respektieren Gott und seine Schöpfung. An der Schöpfung gibt es nichts zu verbessern, sie ist die gigantischste und präziseste Ingenieursleistung und ein Lehrmeister für alle Wissenschaften. Es folgt der Glaube, die blaue Gestalt; er ist eine der stärksten Kräfte im Menschen, er kann heilen und sogar „Berge versetzen".

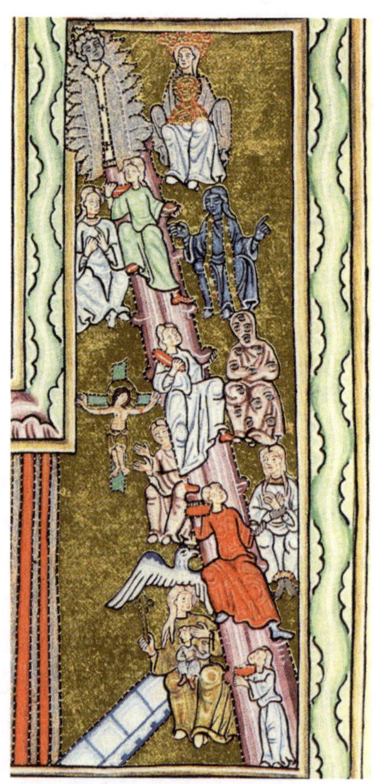

Abb. 12: Die Säule der sieben Führungskräfte

15. Die Kindheit und Jugend

Der Glaube ist ein Geschenk, wie auch die Liebe. Und wir spüren, was Jesus meinte, dass Du daran glauben musst, sonst funktioniert das nicht! Gratia, gratis: Umsonst - aus Gnade sind wir glücklich geworden durch den Glauben. Der Glaube ist der Lackmustest, ob es wirklich stimmt. Es ist Gottes Gnade und wenn Du daran glaubst, bist Du glücklich!

Hoffnung ist die Frucht des Glaubens und die Kunst, lebensbedrohliche Situationen zu überleben. Auch wenn die Chancen noch so gering sind, erweckt die Hoffnung auf Heilung alle Lebensgeister. Auf der höchsten Stufe lernen wir die Kunst, ein einfaches Leben führen zu können. Sie befindet sich auf dem Gipfel der Himmelsleiter. Sie befreit uns von allem Überfluss und macht uns frei für ein einfaches und erfolgreiches Leben ohne Blockaden.

Kinder lernen durch Beobachtung und Imitation von den Eltern. Wie unter Hypnose können Kinder von Geburt an bis ins Alter von zwei Jahren im Superlearning drei Sprachen auf einmal lernen. Alles wird im Unterbewusstsein gespeichert und beeinflusst automatisch, ohne viel Nachdenken, die spätere Lebensführung, das Gesundheitsverhalten und die Entscheidungen. Was wir von den Eltern gelernt haben, bestimmt unser Leben solange, bis wir bewusst durch unseren freien Willen die alten Gewohnheiten ablegen und neue, eigene Wege gehen. Dazu helfen die Führungskräfte aus dieser dritten Gruppe. Leider bleiben die meisten Menschen auf dieser Entwicklungsstufe stehen und übernehmen die alten Gewohnheiten ihrer Eltern. Glückliche Eltern haben glückliche Kinder, aber was passiert, wenn das Leben der Eltern von den negativen Kräften beeinflusst war: Hochmut, Neid, Ruhmsucht, Unglaube, Verzweiflung oder Wollust und Luxus? Auch hier nützt nicht die Schuldverschiebung auf die „bösen" Eltern, sondern nur die bewusste Weiterentwicklung unter Führung von acht weiteren Lebenskräften in der Welt der Erwachsenen.

16. Das Prinzip der acht Seligkeiten und die acht Wege zum Glück

Glücklich ist, wer andere glücklich macht. Wenn ich mein Herz verschenken, einem anderen ganz vertrauen, mich auf jemandem verlassen kann, dann merke ich: Der freut sich, dass ich glücklich bin und lässt mich nicht allein, wenn ich traurig bin. Dann bin ich auch selig.

Genauso sieht das Jesus auch: Er tröstet und er schickt mir tausend Engel. Gott ist immer für uns da, er zieht die Notbremse, bevor wir ins Unglück fallen. Darauf können wir uns verlassen. Und wir spüren, dass uns das zufrieden und richtig glücklich macht. Aber trotzdem sind wir manchmal traurig, was kann man da tun? Die richtige Stimmung haben und ein Lied singen, wie Marika Röck?

Und so tat es Jesus: Als er die Volksscharen sah, stieg er auf den Berg. Und als er sich gesetzt hatte, traten seine Jünger zu ihm. Dann begann er zu reden und lehrte sie die acht Seligkeiten, die acht Wege zum Glück und zur Seligkeit:

1. Selig sind die hungern und dürsten nach der Gerechtigkeit, denn sie werden gesättigt werden. Gerechtigkeit *(Nr. 23)*

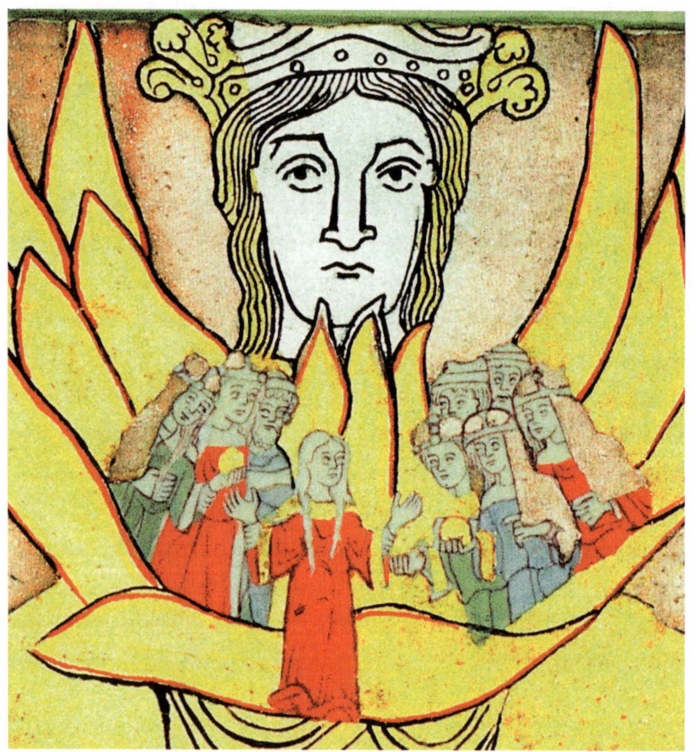

Abb. 13: Geborgen in der Gemeinschaft Gottes

2. Selig sind die Verfolgung leiden um der Gerechtigkeit willen; denn ihrer ist das Himmelreich. Tapferkeit *(Nr. 24)*
3. Selig sind, die ein reines Herz haben; denn sie werden Gott schauen. Heiligkeit *(Nr. 25)*
4. Selig sind die Trauernden, denn sie werden getröstet werden. Standfestigkeit *(Nr. 24)*
5. Selig sind die Armen im Geist, denn ihrer ist das Him melreich. Sehnsucht nach absoluter Liebe *(Nr. 27)*
6. Selig sind die Barmherzigen, denn sie werden Barmherzigkeit erlangen. Herzklopfen *(Nr. 28)*
7. Selig sind die Sanftmütigen, denn sie werden das Land als Erbe besitzen. Freiheit von der Sucht *(Nr. 29)*
8. Selig sind die Friedensstifter, denn sie werden Kinder Gottes genannt werden. Harmonie *(Nr. 30)*

Nicht die Supermänner und Kraftprotze, nein die Friedlichen, Sensiblen, Verletzten, Traumatisierten, Schwachen, Durstenden und Suchenden werden selig. Wir finden diese acht Glückskräfte im Thronsaal und im Haus der Weisheit.

17. Das Leben der Erwachsenen im Haus der Weisheit – Scivias: Visio III,9

Auf der Suche nach Glück und Seligkeit wendet sich der erwachsene Mensch an seine Seele und entdeckt im Haus der Weisheit drei starke Führungskräfte für sein zukünftiges Leben: Gerechtigkeit, Lebenstüchtigkeit und das Bewusstsein, heil, heilig und geheilt zu sein.

Diese drei Freundinnen wohnen zusammen mit der goldenen Gestalt der Weisheit. Die Gerechtigkeit trägt ein silbernes Gewand, die Tapferkeit trägt ein Schwert und die Heiligkeit hat die drei Köpfe der Dreieinigkeit und ist zuständig für das Heil an Körper, Seele und Geist. Jeder ist ein Teil des Ganzen und hat ein Recht hier zu sein, sich zu entfalten, seine Rolle in der Gemeinschaft aller zu spielen. Es ist deshalb absurd, dass nur eine kleine „Elite" Rechte hat und die ganze Welt in ein Kranken- und Armenhaus verwandelt. Noch absurder ist aber die Tatsache, dass die Geschöpfe keine Rechte haben sollen und in der Verfassung als tote Besitzgegenstände behandelt werden. Jedes Geschöpf hat Rechte: Rechte auf Leben, Rechte auf Lebensraum und Rechte auf Entfaltung, weil wir alle in einer Gemeinschaft zusammenleben. Heilen kann nur Gott. Niemand, auch nicht der beste Arzt hat je eine Heilung zustandegebracht; die Heilungsenergie fließt immer nur aus der einen Quelle, die wir Gott nennen.

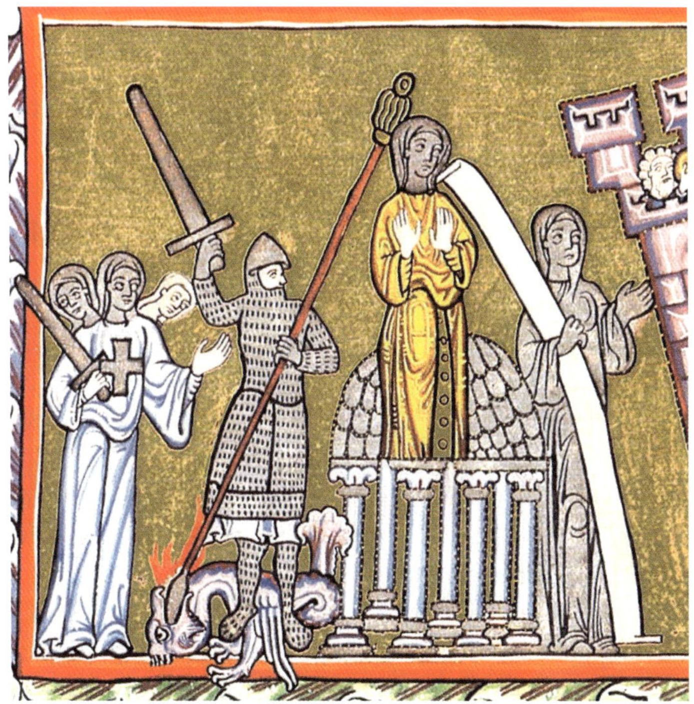

Abb. 13: Gerechtigkeit, Lebenstüchtigkeit und Heiligkeit im Haus der Weisheit

18. Harmonie ist die Summe aller Tugenden – Scivias: Visio III,10

Im Zentrum unserer Seele sehen wir einen schneeweißen Marmorthron mit sieben Stufen, auf dem Jesus Christus sitzt – das Fundament unserer Seele.

Vor ihm befinden sich seine stärksten Mitarbeiter, die heilen, schützen, aufbauen, trösten und lieben. Alle fünf haben ein lateinisches „C" vor ihrem Namen:

26. Constantia – Standfestigkeit
27. Caeleste desiderium – Sehnsucht zur absoluten Liebe
28. Compunctio cordis – Mut zur Umkehr
29. Contemptus mundi – Freiheit von der Sucht
30. Concordia – Harmonie

Mit diesen Kräften können wir den Einflüssen der materiellen Welt widerstehen und einen Zugang zu einem außergewöhnlich glücklichen und kraftvollen Leben finden. Ein Leben ohne die Verletzungen der dämonischen Mächte, die uns bisher gehindert haben, glücklich zu sein.

Das Schöne ist, wir können loslassen von den seelischen Blockaden und unser Leben selber gestalten. Wir sind weder der Herrschaft unserer Gene, noch den Zufällen des Lebens ausgeliefert. Wir kennen die Faktoren, die unsere Gesundheit erhalten und uns vor Krankheiten schützen: Harmonie und im seelischen Gleichgewicht sein bedeutet, im Einklang leben mit der Schöpfung, eingebunden und am Leben erhalten durch die göttliche Matrix im Universum. Harmonie ermöglicht uns ein Umdenken auf allen Gebieten in unserem Leben. Sie ist die Voraussetzung für unsere Gesundheit.

„Wenn sich die Körpersäfte maßvoll und in Harmonie mit den kosmischen Kräften durch den Körper bewegen, bleibt der Mensch gesund.“ Harmonie ist kraftvoll, unsterblich, integrativ, kreativ und liebenswürdig.

Der Mensch im dritten Jahrtausend hat nur diese eine Chance, im Einklang mit dem Universum zusammenzuleben oder seine göttliche Heimat, seine Lebensenergie zu verlieren: „Denn Gott hat die Welt erschaffen und sich mit der menschlichen Natur bekleidet und alle Geschöpfe tragen einen Hinweis auf Gott. Gott hat die Welt dazu erschaffen, dass sie für den Menschen eine Heimat sei!“

Alles wird neu und anders mit der Harmonie. Die größte und wichtigste Aufgabe in unserem Leben ist daher, die Schöpfung zu schützen und zu bewahren. Wir können nicht auf einem kranken Planeten gesund sein und leben. Man kann keine Wirtschaft betreiben und gleichzeitig die Erde ausbeuten und zerstören. Die geschändeten Elemente reinigen sich von den Untaten der Menschen durch Naturkatastrophen, solange, bis es auch der Letzte kapiert hat.

19. Transformation der menschlichen in die göttliche Natur

Befreien Sie Ihre Seele von den Blockaden ihrer Vergangenheit, die Sie bisher daran gehindert haben, glücklich zu werden! Wir können keine Heilung erwarten, solange wir von den 35 Lastern beherrscht werden. Der Erfolg, die Heilung, das Lebensglück, die Lebensfreude und die Liebe können sich erst entfalten, wenn die Seele vom Machteinfluss der 35 Laster befreit ist. Jetzt erst sind die Kanäle frei, aus denen die Heilungsenergie fließt. Solange die Geldgier, die Ausgelassenheit, die Vergnügungssucht, die Unbarmherzigkeit, die Frustration, der Zorn, die Hoffnungslosigkeit, die Verzweiflung, Angst und

Traurigkeit uns beherrschen, sind wir auf dem falschen Weg und verlieren die Lebensenergie, die wir zur Entfaltung des Lebens, des Wachstums, zur Regeneration und zur Heilung brauchen. Erst die Liebe und alle ihr folgenden Tugenden haben die Kraft, das Leben und uns stark und glücklich zu machen.

Warum gibt es aber trotzdem so viele vernünftige Menschen, die nicht loslassen können und sich dadurch tragische Misserfolge, Frustrationen, Leid und Verletzungen zuziehen? Sie leben nach den alten Gewohnheiten ihrer Eltern, die es auch nicht besser gelernt haben. Sie sind die falschen Wege gegangen, obwohl sie sich alle nach Heilung und Glück sehnen. Ihre Seele ist beladen mit Sorgen, Angst, Frust, Wut und Zorn. Solange das Gehirn von diesen Lastern blockiert ist, fließen die Stresshormone, und die Liebe zur himmlischen Welt ist unterdrückt. Warum können so viele alte Menschen nicht den Sinn und die Lebensfreude finden? Warum ist ihre Seele nicht jung und frisch geblieben? Sie sind in den 35 Lastern steckengeblieben und schämen sich, Gott um Hilfe zu bitten. Sie sind bisher an Gott vorbeigegangen.

Auf die Wege, auf die uns z.B. Hildegard von Bingen hinweist, stoßen wir nicht durch ein neues, modernes oder schickes Wissen, sondern durch immer gültige Weisheiten, die wegen ihrer zeitlosen Gültigkeit von modernen Menschen erst mühsam wieder entdeckt werden müssen.

Hinter jedem Laster steckt eine Tugend. Laster sind nur dazu da, hinter ihnen das Gute zu entdecken. Sie können mit den nun folgenden Transformationen sämtliche Laster in Tugenden verwandeln. Die Kraft zur Umwandlung entsteht durch die Stärke der Zuneigung oder Abneigung, die Sie den Lastern bzw. Tugenden schenken. Befreien Sie sich vollständig von den negativen Gefühlen, die in Ihnen während der Meditation aufsteigen und geben Sie diese nach außen ab, bis Sie 100-prozentig loslassen können. Erst wenn Sie total losgelassen haben, ist das Laster für Sie kein Problem mehr. Verstärken Sie Ihre Freude über die Befreiung von den Lastern mit den wunderbaren heilenden Worten der Tugenden und wiederholen Sie diese Sprache des Herzens wie ein Gebet. Es folgen nun die Bilder und Worte der Laster und Tugenden, mit denen Sie die Transformationen durchführen können.

Transformation: Materieller Reichtum, Geldgier in Himmlische Liebe

Geld ist nur eine Illusion, nichts als Papier. Geld ist erst sinnvoll, wenn man aufgrund seiner finanziellen Intelligenz damit andere Menschen glücklich machen kann. Wenn wir nur noch leben um zu arbeiten, um unsere Schulden, Steuern und Rechnungen zu bezahlen, sind wir Sklaven des Materialismus geworden. Die meisten Menschen der westlichen Welt leben in dieser materiellen Falle und arbeiten unter den unmöglichsten Zuständen für fragwürdige Ziele. Menschen arbeiten unter Stress und Demütigung sogar auf Kosten ihrer Gesundheit, um Geld zu verdienen. Niemand, weder die Eltern noch die Schule oder Universität hat ihnen gezeigt, wie man mit Hilfe seiner finanziellen Intelligenz das Geld einsetzen kann, um davon leben zu können.

Das wichtigste über den Reichtum lernen Sie am besten von Jesus mit seiner universellen Empfehlung: „Trachte zuerst nach dem Himmelreich, dann wird dir alles andere umsonst hinterhergeworfen!“ Mit anderen Worten: wenn unsere Ziele mit dem Willen Gottes übereinstimmen, brauchen wir uns über den Rest nicht mehr zu sorgen. Das Heilmittel für den heutigen Materialismus ist die Liebe - eine Dreiecksbeziehung zu Gott, zu den anderen sowie zu uns selbst. Wer sich nicht selber lieben kann, kann auch andere nicht lieben.

Hinter jedem Laster steckt eine Tugend. Laster sind nur dazu da, hinter ihnen das Gute zu entdecken.

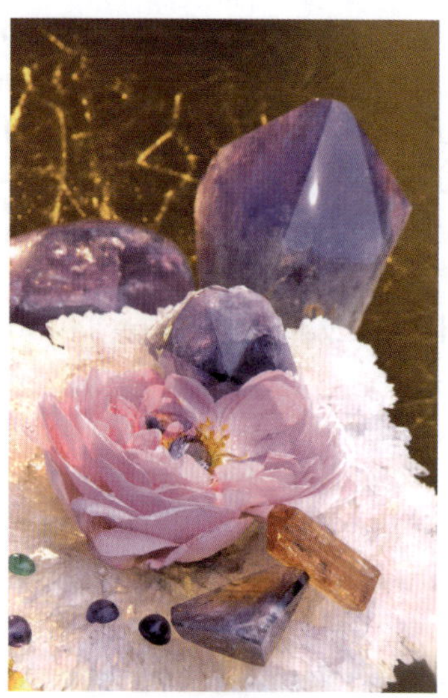

Abb. 16: Amethyst - Stein für eine starke Personalität

Transformation: Materieller Reichtum, Geldgier in Himmlische Liebe

Und so wird's gemacht: Suchen Sie Ihren Lieblingsplatz in der Natur auf. Setzen Sie sich auf eine Bank und atmen Sie zweimal tief durch und werden Sie still. Stellen Sie sich vor, Sie müssten den Rest Ihres Lebens im Saus und Braus mit Geld verbringen. Sie können sich nicht wehren, Sie schwimmen im Geld. Sie haben soviel Geld, dass Ihnen der Kopf brummt und machen sich Tag und Nacht Gedanken, was Sie mit dem vielen Geld machen sollen, zusätzlich auch noch die Angst, dass Sie es alles auch wieder verlieren könnten. Lassen Sie Ihre ganze Abneigung gegenüber diesem Gefühl in Ihnen hochsteigen. Wehren Sie sich nicht und lassen Sie sie einfach heraus. Packen Sie alle Abneigung auf ein Boot oder auf eine Wolke und verabschieden Sie sich davon.

Wenn die negativen Gedanken zurückkommen, wiederholen Sie das solange, bis in Ihnen diese negative Energie 100-prozentig verschwunden ist. In dem Moment, wo sich Ihr Unterbewusstsein von dieser Gier getrennt hat, sind Sie für ein liebevolles, neues und

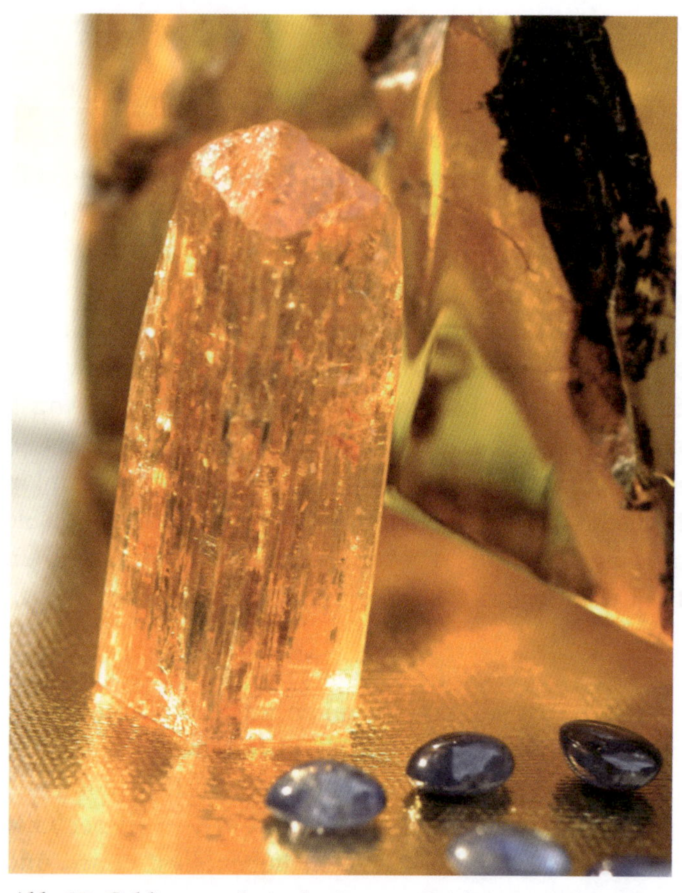

Abb. 17: Goldtopas – Stein des inneren Reichtums und Gottvertrauen

freies Leben offen, ein Leben, das Ihrer würdig ist. Wer aus der Geldgier aussteigen will, dem helfen folgende, heilende Worte, die man wie ein Gebet immer wiederholen kann:

„Ich, die wahre Liebe, bin das Fundament für das harmonische Zusammenleben der Menschen. Ich bin mit der echten Lebensfreude verbunden, die das Universum durchströmt. Ich liebe das wahre Leben und verachte alles, was das Leben blockiert. Ich bin der Spiegel aller spirituellen Kräfte."

Keine Kraft dieser Welt, kein Reichtum und kein Mensch kann Ihr Leben so kraftvoll verändern und glücklich machen wie die Liebe.

Transformation: Materieller Reichtum, Geldgier in Himmlische Liebe

Stellen Sie sich nun das Gegenteil vor: Sie können auch von der Geldgier aussteigen, wenn Sie sich vorstellen, dass Sie für den Rest Ihres Lebens nie wieder genügend Geld haben werden. Nie wieder Geld, immer leere Taschen. Sie können sich nichts mehr kaufen und arm sein wie eine Kirchenmaus. Diese Vorstellung weckt in Ihrem Unterbewusstsein starke Angst und Abwehr aus. Sie werden sich gegen diese Vorstellung wehren. Sie fühlen sich sehr unangenehm und hilflos. Die negative Energie steigt in Ihnen hoch. Die Vorstellung - nie genügend Geld zu haben - hat Sie bisher daran gehindert, ein glückliches und zufriedenes Leben zu führen. Trennen Sie sich nun von allen Widerständen und Gefühlen, die diese Vorstellung in Ihnen auslöst.

Suchen Sie wieder Ihren Lieblingsplatz in der Natur auf und werden Sie still. Verabschieden Sie sich von allen negativen Gedanken, nie wieder genügend Geld zu haben, indem Sie ihre negativen Gefühle wieder auf ein virtuelles Boot oder die virtuelle Wolke packen. Wiederholen Sie diesen Vorgang solange, bis die Geldgier nicht mehr ihre Gedanken beherrscht. Die angstvolle Vorstellung, nie wieder Geld zu haben, kehrt in Ihnen solange zurück, wie Sie ihr Ihre Aufmerksamkeit schenken. Erst wenn Sie felsenfest davon überzeugt sind, dass diese Gedanken nicht mehr zurückkehren, wird die Geldgier keine Rolle mehr spielen.

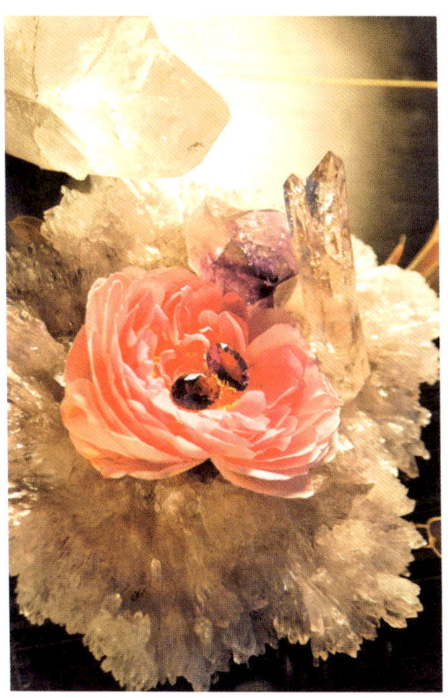

Abb. 18: Kristallrose – Stein für Verliebte

21. Transformation: Zorn, Wut und Ungeduld in Geduld

Und so wird es gemacht: Stellen Sie sich vor, Sie leiden den Rest Ihres Lebens an den Folgen Ihrer Wut, Ihres Zorns und Ihrer Ungeduld. Sie werden von dieser Vorstellung, wütend und zornig zu sein, Tag und Nacht geplagt. Ihnen sträuben sich die Haare zu Berge und ein unangenehmes, negatives Gefühl steigt aus Ihrem Unterbewusstsein auf. Lassen Sie es los und packen Sie diese negativen Gefühle wieder auf das virtuelle Boot oder auf eine Wolke. Verabschieden Sie sich von Ihren Gedanken und Vorstellungen. Wiederholen Sie dies solange, bis die Zwangsgedanken nicht mehr in Ihnen aufsteigen und Sie 100-prozentig davon befreit sind. Lesen Sie die heilenden Worte aus Hildegards Psychotherapie im Kampf der Geduld gegen den Zorn.

Stellen Sie sich nun das Gegenteil vor: Sie können für den Rest Ihres Lebens nicht mehr zornig und wütend sein, immer nur geduldig, besonnen und friedfertig. Lassen Sie Ihre gesamte Abneigung gegenüber diesem Gefühl, nicht mehr zornig und wütend zu reagieren, in sich aufsteigen und geben Sie es ab. Setzen Sie diese

Gefühle auf eine Wolke, die einfach davonschwebt. Erst wenn Sie 100-prozentig Ja sagen können und die Abneigung, nie wieder zornig sein zu können, bei Ihnen keine Rolle mehr spielt, haben Sie sich für den Rest Ihres Lebens von dem Einfluss des Zorns, der Ungeduld und der Wut befreit. Es lohnt sich! Hierin liegt der Schlüssel für die Heilung von über 20.000 Autoaggressionskrankheiten, die normalerweise „unheilbar" sind, dazu gehören der Schlaganfall, Herzinfarkt, Krebs oder Rheumatismus. Hier sind auch die Wurzeln von vielen unüberlegten Kurzschlussreaktionen: Schlägereien, Diebstahl, Mord und Totschlag, Abtreibung und Selbstmord, wobei für immer Lebenskraft vernichtet wird. Wenn diese kriminellen Handlungen nicht mehr unter dem aktuellen Druck der Wut und des Zorns stehen und somit eine Auszeit eingelegt wird, könnten viele Kurzschlusshandlungen und Verbrechen vermieden werden. Hier kann z.B. der gelöschte Wein Wunder wirken und aus einem Feind einen Freund machen.

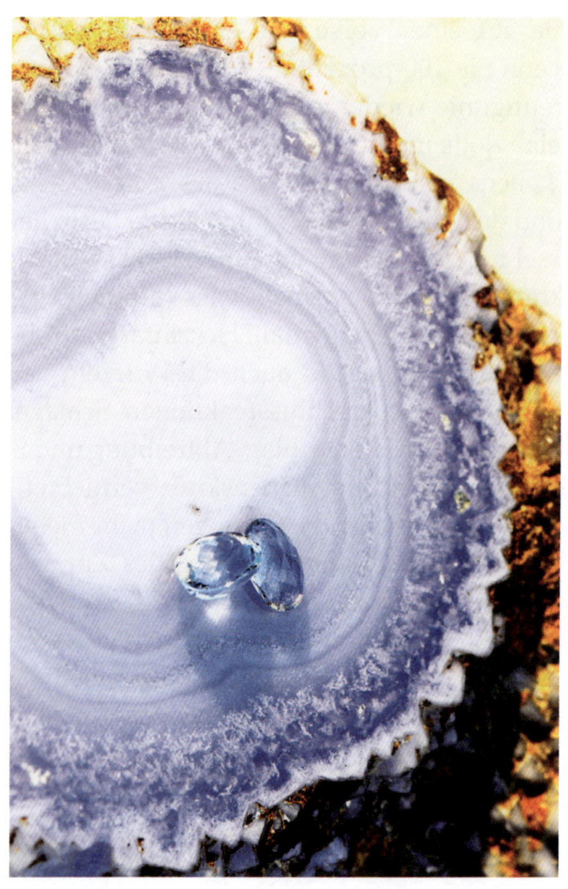

Abb. 19: Chalcedon – Stein der Geduld

Transformation: Sucht, Habsucht in Freiheit von der Sucht

Die Transformation der Sucht beginnt in dem Augenblick, wo die Freude über die Freiheit von der Sucht stärker ist als der kurzfristige Lustgewinn. Wenn die tief sitzende Sucht verschwindet, entsteht ein Vakuum, das mit einer noch größeren Kraft wie der Liebe zu Gott aufgefüllt wird, weil die Natur kein Vakuum duldet, denn: „Gott ist treu, er lässt nicht zu, dass ihr über eure Kraft versucht werdet, sondern er sorgt dafür, dass die Versuchung ein erträgliches Ende nimmt." 1. Korinter 10,13

Und so wird's gemacht: Stellen Sie sich vor, Sie müssten für den Rest Ihres Lebens die schönsten Sachen bis zum Völlegefühl in sich hineinstopfen, immerzu rauchen und trinken, Tag und Nacht arbeiten, Ihr Leben vor dem Fernseher oder in den Spielhöllen verbringen. Sobald die Abneigung über diese Süchte in Ihnen hochkommt, lassen Sie Ihren Ekel voll und ganz, sogar über die Schmerzgrenze hinaus zu. Gehen Sie wieder zu Ihrem Lieblingsplatz in der Natur und werden Sie still. Übergeben Sie diese Gefühle wieder dem virtuellen Boot oder der Wolke und verabschieden Sie sich davon.

Die Gefühle werden solange zurückkehren, solange Sie ihnen Ihre Aufmerksamkeit schenken. Wiederholen Sie das Loslassen, bis Sie in Ihrem Inneren keinen Widerstand finden und die Freude über die Befreiung größer geworden ist als der Lustgewinn durch die Sucht.

Stellen Sie sich nun das Gegenteil vor: Sie können von der Sucht aussteigen, indem Sie sich vorstellen, dass Sie sich für den Rest Ihres Lebens nie wieder sinnlos besaufen können, nie wieder rauchen, nie wieder Drogen nehmen, nie wieder der Fresslust oder der Pornografie ausgeliefert zu sein. Trennen Sie sich von allen Widerständen und Gefühlen, die diese Vorstellung in Ihnen auslöst. Geben Sie die negative Energie ab, die in Ihnen aufsteigt, auf diese Dinge zu verzichten. Verabschieden Sie sich von diesen Gedanken, indem Sie sie wieder auf das virtuelle Boot oder die virtuelle Wolke packen. Wiederholen Sie diesen Vorgang solange, bis die Sucht in Ihrem Bewusstsein keine Macht mehr hat und Sie 100-prozentig Ja sagen können. Lesen Sie dazu die heilenden Worte der Freiheit von der Sucht.

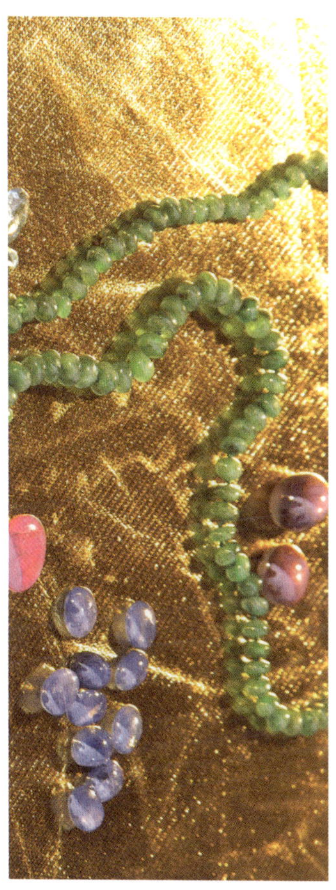

Abb. 20: Saphir, Rubin, Chrysolith – Steine der Weisheit

22. Transformation: Unheilbarkeit in Heilung

Suchen Sie nun wieder Ihren Lieblingsplatz in der Natur auf und werden Sie still. Stellen Sie sich vor, dass Sie von nun an immer gesund bleiben und sich von niemanden mehr demütigen lassen. Egal was passiert, Sie lassen sich von nun an nie wieder verletzen, weder von Ereignissen, die schon lange zurückliegen, noch von zukünftigen Ereignissen. Sie regen sich einfach nie wieder auf!

Lassen Sie nun alle negativen Ereignisse, die Sie bisher gekränkt haben und alle negative Energie aus Ihrem Unterbewusstsein hochkommen und setzen Sie Ihre negativen Gefühle auf eine Wolke, packen Sie alles auf ein imaginäres Boot und verabschieden Sie sich solange davon, bis alle Blockaden entfernt sind, die Sie daran gehindert haben, gesund zu werden oder zu bleiben.

Niemand wird Sie von jetzt an mehr daran hindern, gesund zu bleiben, es sein denn durch Ihre eigene Zulassung und Ihre negativen Gedanken: „ …das kann ich nicht, das geht doch gar nicht, jedenfalls bei mir nicht.“ Verabschieden Sie sich nun auch von diesen Hindernissen und stellen sie sich auf eine wunderbare Besserung oder sogar auf eine realistische Heilung ein, von der Sie nicht mehr geglaubt haben, dass sie möglich sei.

Stellen Sie sich nun das Gegenteil vor: Alle und alles, die geringste Kleinigkeit und die geringste Kritik werden Sie tödlich verletzen. Sie sind immer gleich beleidigt und verletzt, nachtragend und immer krank. Stellen Sie sich vor, Sie werden bis zum Ende Ihres Lebens immerzu und ununterbrochen von Ihrer Krankheit geplagt. Selbst wenn Sie wollten, Sie werden von dieser Vorstellung, „unheilbar krank" zu sein, Tag und Nacht nicht mehr loskommen. Sie können machen, was Sie wollen, Sie sind immer krank und erschöpft. Lassen Sie Ihre totale Abneigung gegenüber dieser Schwäche hochsteigen und lassen Sie diese los. Übergeben Sie diese grauenhaften Vorstellungen der imaginären Wolke oder dem Boot, bis Sie diese vollständig losgelassen haben. Erst wenn Sie 100-prozentig loslassen und Ihre Gefühle gegenüber der Unheilbarkeit verschwunden sind, kann die Lebensfreude in Ihnen viele Heilkräfte freisetzen, um den Körper zu stärken, zu heilen und zu vitalisieren.

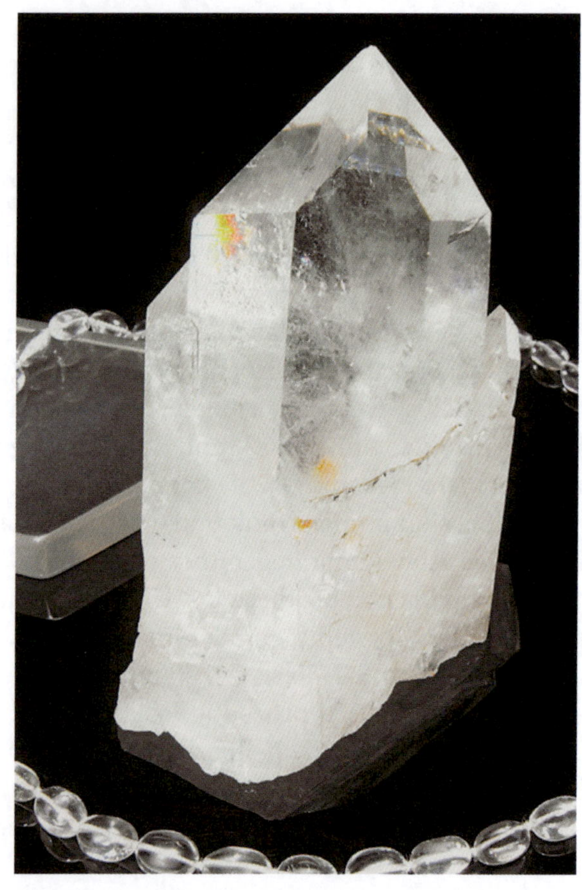

Abb. 21: Bergkristall – Schutz vor Aufregung

23. Transformation: Weltschmerz in Lebensfreude

Alle Laster gipfeln schließlich und endlich im gefährlichsten Laster des Weltschmerzes und der Traurigkeit. Der Mensch hat seine Erinnerungen an Gott verloren und seine himmlische Heimat vergessen. Er hat keine Freude mehr auf dieser Welt, weder an seinen Lieben, noch an seinen Freunden oder an der Natur. Wenn die Traurigkeit Ihr Problem ist, suchen Sie wiederum Ihren Lieblingsplatz in der Natur auf und werden Sie still.

Stellen Sie sich vor, Sie werden bis zum Ende Ihres Lebens immerzu und ununterbrochen Tag und Nacht von Ihrem Trübsinn und ihrer schlechten Laune getrieben. Selbst wenn Sie wollten, Sie können diese Trauer nicht mehr unter Kontrolle bringen. Lassen Sie Ihre ganze Abneigung gegenüber diesem traurigen Gefühl aus Ihrem Unterbewusstsein hochsteigen. Erleben Sie die Trauer ganz bewusst und lassen Sie sie einfach raus. Trennen Sie sich deshalb von allen Gefühlen, die der Weltschmerz, der Liebeskummer oder irgendeine Traurigkeit in Ihnen ausgelöst haben. Die schwarzgallige Traurigkeit zieht durch Ihren ganzen Körper und behindert die Heilung sämtlicher Organe und Körperzellen. Setzen Sie Ihre ganze Trauer auf ein Boot und verabschieden Sie sich davon. Wenn die negativen Gedanken zurückkommen, wiederholen Sie das Ganze solange, bis die negative Energie total verschwunden ist. In dem Moment, wo diese Traurigkeit aus Ihrem Unterbewusstsein verschwunden ist, bildet sich eine andere Biochemie in Ihrem Gehirn. Die alten traurigen Beziehungen in Ihrem Nervensystem und die Blockaden werden beseitigt.

Wiederholen Sie diesen Vorgang solange, bis die Traurigkeit, der Liebeskummer, die Verletzung oder sonstige Folgen ihrer Traurigkeit in Ihrem Bewusstsein keine Rolle mehr spielen.

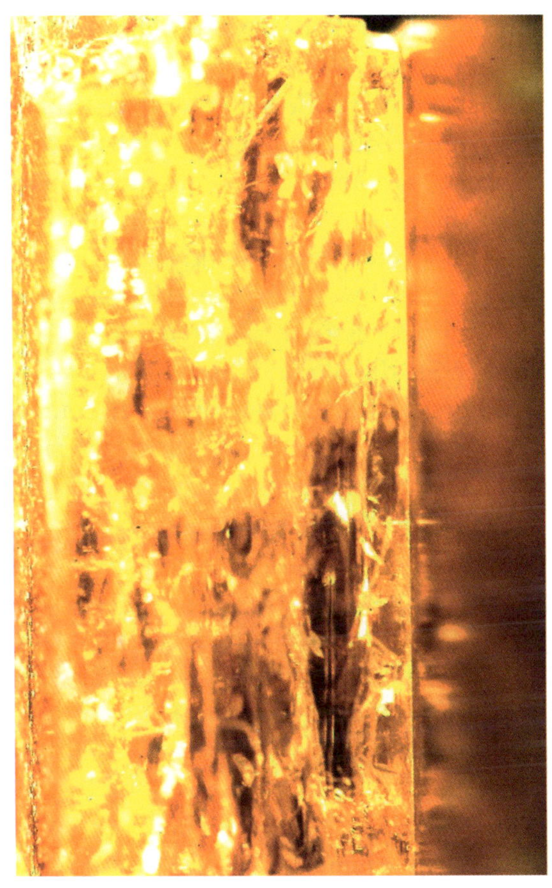

Abb. 22: Goldtopas – Schutzstein vor Verletzungen

24. Transformation: Weltschmerz in Lebensfreude und Lebenslust

Stellen Sie sich nun das Gegenteil vor: Sie sind nie wieder traurig, immer gut gelaunt und fröhlich. Sie können machen, was Sie wollen, Sie sind immer froh gestimmt. Nichts kann Sie mehr verletzen, Ihre traurigen Gefühle, Gedanken und Vorstellungen sind ein für alle mal aus Ihrem Leben verschwunden. Wenn diese Vorstellung in Ihrem Unterbewusstsein starke Angst und Abwehr weckt, lassen Sie die Blockade los. Sie wehren sich gegen diese Vorstellung, immer fröhlich zu sein. Negative Energie steigt in Ihnen hoch. Lassen Sie sie heraus und verfrachten Sie sie ebenfalls auf Ihr virtuelles Boot oder auf eine Wolke. Verabschieden Sie sich davon! Die Traurigkeit kann Sie von nun an nicht mehr plagen und blockieren, weil Sie dieses Gefühl 100-prozentig abgegeben haben. Die alten jahrelang bestehenden Barrikaden sind beseitigt, es fließt eine neue Biochemie im Blut, senkt die Schwarzgalleproduktion und regt Ihre Glückshormone an.

Die Traurigkeit kehrt solange zurück, wie Sie ihr Ihre Aufmerksamkeit schenken. Erst wenn die Traurigkeit nicht mehr unterdrückt und das Böse nicht mehr bekämpft wird, können Ihre Lebensfreude und Ihre innere Glückseligkeit wirksam werden. Solange Sie weiterhin einen Widerstand gegenüber Ihrem fehlenden Weltschmerz empfinden, wird er immer wieder seine furchtbare Macht über Sie ausüben. Erst wenn Sie 100-prozentig loslassen und Ihre Gefühle gegenüber dem fehlenden Weltschmerz verschwunden sind, kann die Lebensfreude in Ihnen viele morphinähnlichen Glückshormone produzieren, um den Körper zu stärken, regenerieren und vitalisieren. Verstärken Sie Ihre neu erworbenen glückstrahlenden Gedanken und Gefühle mit den heilenden Worten der Lebensfreude: „Ich bin frei - libera sum: Ich sitze in der Sonne und betrachte den König der Könige, weil ich nun meine guten Werke aus Liebe zu Gott ausführen kann. Ich habe in der Harmonie der Symphonie ein frohes und einfaches Leben … Das frohe Leben, das ich in mir fühle, lass ich mir nicht mehr durch die Grausamkeiten der Welt und ihrer Hässlichkeit ruinieren."

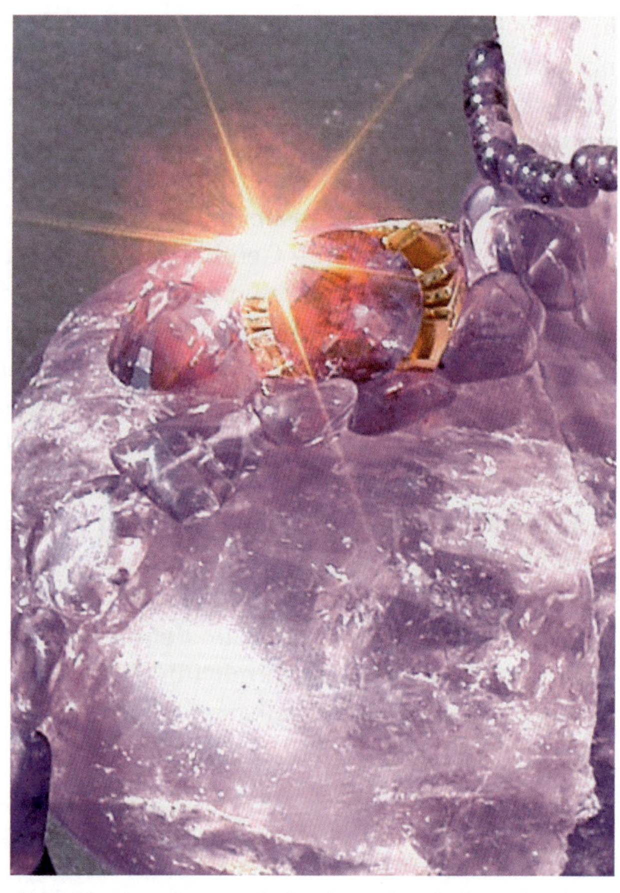

Abb. 23: Amethyst – Stein der Lebenslust und Lebensfreude

25. Finden Sie Freiheit vom Stress und Frieden in Ihrem Herzen

Dauerstress macht krank und alt, kostet viel Energie und verhindert, dass wir am Leben teilnehmen können. Daher ist es absolut lebensnotwendig, uns immer wieder vom Dauerstress zu befreien.

Sie sehen hier das Herz mit seinen zwei Nervensträngen, den anregenden Sympathikus, das Gaspedal für das Herz, um Adrenalin auszuschütten. Stress erzeugt Adrenalin, um leistungsfähig zu sein. Auf der anderen Seite braucht das Herz den beruhigenden Parasympathikus, die Bremse für das Herz, um Frieden und Ruhe zu finden.

Manche Menschen geben immer Gas, sind immer am Anschlag und überfordern ihr Herz. Deshalb ist es notwendig, auch regelmäßig die Herzleistung abzubremsen, um in Ruhe zu kommen und dem Herzen eine Pause zu gönnen, sonst ist das Herz überfordert. Das kostet Lebenszeit, erhöht den Blutdruck und kann mit einem Herzinfarkt enden.

Gönnen Sie Ihrem Herzen täglich eine Pause mit der Herz-Meditation und entdecken Sie das Reich Gottes in Ihrem Herzen.

Und so wird's gemacht: Gehen Sie in die Natur zu ihrem Lieblingsplatz und werden Sie still. Atmen Sie zweimal tief durch und legen Sie einen Jaspisstein auf Ihr Herz. Spüren Sie Ihren Herzschlag. Erinnern Sie sich an ein wunderbares Erlebnis in Ihrem Leben, wo Sie total glücklich waren, einen Tag mit Sonnenauf- oder untergang, eine Bergwanderung, Schwimmen im Ozean, den ersten Kuss… Das Herz erinnert sich gerne an derartig harmonische Sternstunden und wird ganz ruhig. Diese Übung tritt auf das Bremspedal, führt in die innere Ruhe und den Frieden. Der Puls und der Bluthochdruck sinken, das Herz wird wieder rhythmisch und ruhig, die Traurigkeit weicht und Sie sind stark, glücklich und unverletzbar.

Was haben wir davon? Wenn nun noch das Blut und die Blutgefäße mit einem klassischen Hildegard-Aderlass gereinigt werden, normalisieren sich die Blutwerte auf natürliche Weise, besonders rasch der Blutdruck und das Cholesterin.

Es gibt kaum eine Krankheit, die man nicht mit dem Hildegard-Aderlass verhüten könnte. Ebenso beruhigen sich die Nerven, wenn wir ins seelische Gleichgewicht kommen.

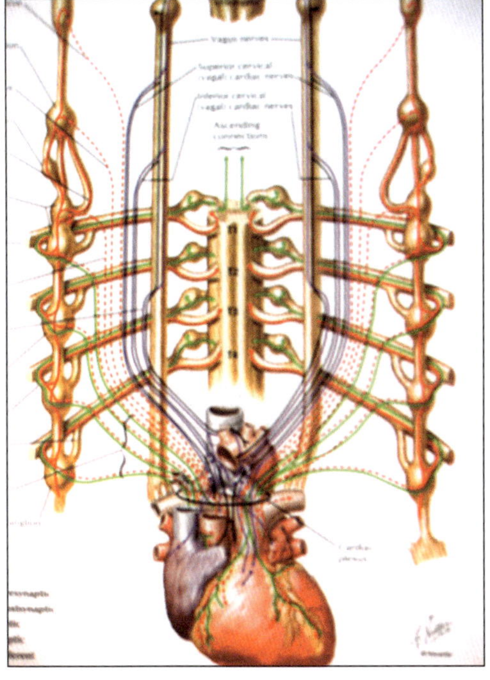

Abb. 24: Das Herz und seine Nervenanregung

Diese Meditation ist eine großartige Hilfe bei Patienten mit psychosomatischer Erschöpfung!
Fast alle Menschen leiden aufgrund psychosozialer Belastungen früher oder später an psychosomatischen Erschöpfungszuständen, Chronischem Erschöpfungssyndrom (CFS - Chronic fatigue syndrome) oder Burn-out-Syndrom (engl. (to) burn out: „ausbrennen"), also körperlichen Leiden ohne krankhaften organischen Befund, die oft als Bewältigungsversuch für ungelöste Konflikte interpretiert werden können. Selbst die Wissenschaft bestätigt die hier beschriebenen Hildegard Erfahrung: Somatoforme Beschwerden (vom griechischen: soma = Körper, Leib und lateinischen: forma = Form, Gestalt), also von Störungen, die sich körperlich ausdrücken, aber in Wirklichkeit keine organische, sondern psycho - soziale Ursachen haben, stehen an erster Stelle der rein seelisch ausgelösten Erkrankungen. Sie können sich in praktisch allen Organsystemen äußern. Beschwerdebild, Ursachen und Hintergründe gehören zu den schwierigsten Kapiteln seelischen, psychosozialen und psychosomatischen Leids. Ohne Hildegard Heilkunde sind Diagnose und Therapie schwierig und führen zu zahlreichen Kontrolluntersuchungen und in

vielen Fällen zu einem unseligen Wandern von Arzt zu Arzt. Das macht das ganze einerseits noch quälender, andererseits auch peinlicher, denn „man kann nichts Handfestes vorweisen". Wenn man nichts Konkretes findet, kann man auch nichts Konkretes tun. Die Patienten fühlen sich nicht ernst genommen und vor allem ohne echte Hilfe.

Das Beschwerdebild

Seelische Leiden: depressive Verstimmungen, Ängstlichkeit, Nervosität, innere Unruhe, Überempfindlichkeit, Reizbarkeit, Lustlosigkeit, Unentschlossenheit, Ermüdung/Erschöpfung, mangelnde Belastbarkeit, Merk- und Konzentrationsschwäche.

Körperliche Leiden: Herz- Kreislaufschwäche, Herzschindel, Herzschmerzen, Herzrasen, Herzrhythmusstörungen, Bluthochdruck, Schweißausbrüche, Kopfschmerzen, Magen- und Darmbeschwerden, Appetit- und Essstörungen, Muskelnschmerzen, Gelenk- und Rückenschmerzen, Hautausschläge, trockene faltige Haut, Beschwerden im Blasenbereich mit Harndrang, Aussetzen oder gar völliges Ausbleiben der Regel, sexuelle Unlust bis zur sexuellen Leistungsschwäche.

Außer den 35 psycho-sozialen Fehlern, spielen vor allem zwischenmenschliche Beziehungen in der Kindheit, insbesondere das familiäre Milieu eine auslösende Rolle. Folgenschwer sind auch uneheliche Geburt, konfliktreiche Beziehungen der Eltern, gehäufte Abwesenheit der Mutter sowie überspannte Erziehungsbilder und eine mangelhafte Angst-Verarbeitung in der Kindheit. Zusätzlich können auch ständige Enttäuschungen und Verletzungen, Überforderung, Belastung, Erschöpfung und Schicksalsschläge die psychosomatische Erschöpfung auslösen. Es gibt so viele Konflikte wie Betroffene, denn jeder hat seinen eigenen Lebens-, Schicksals- und Leidensweg.

Vorbeugung und Therapie

Die beste Therapie ist eine rechtzeitige Vorbeugung:
Kleine Herzkur:
Für die Stärkung von Herz und Kreislauf Galganttablette langsam auf der Zunge zergehen lassen, danach Virita Petersilie Elixir Bio 20 – 40ml

Hormonregulation bei Burnout Syndrom:
Hirschzungen Elixir 3x täglich 20 - 40ml vor und nach dem Essen

Schwächezustände:
Virita Wasserlinsen Elixir Bio

Regelmäßige körperliche Aktivität:
täglicher Spaziergang, möglichst im Wald, Fahrradfahren, Segeln, Gartenarbeit. Nikotin meiden, Alkohol und koffeinhaltige Getränke in Maßen. Konditionieren mit kaltem Wasser, Schwimmen, Trockenbürsten, Wechselduschen, Kneippsche Güsse, Sauna, viel Aufenthalt an Luft und Sonne. Hildegard Ernährung mit Dinkel, Obst und Gemüse. Beziehungen pflegen im zwischenmenschlichen Bereich: Freunde, Partnerschaft, Familie, Nachbarschaft und Beruf.

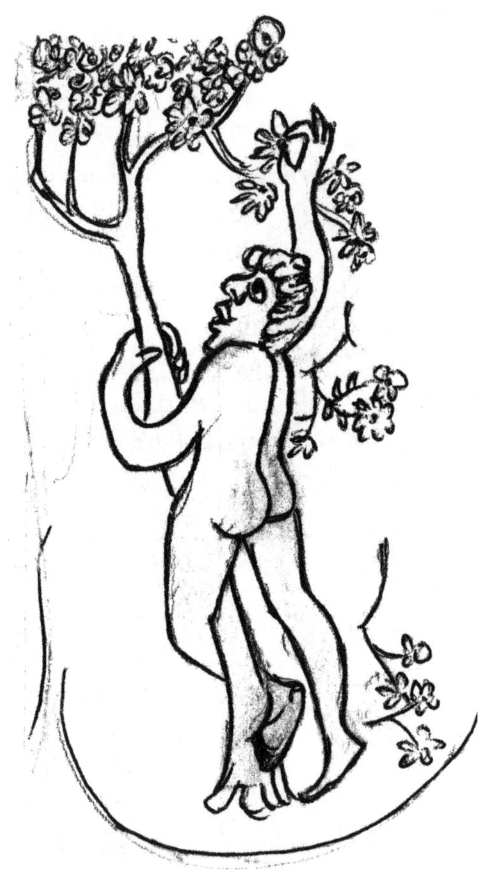

1. *Liebe zur materiellen Welt*

„Ich kenne nichts anderes außer Reichtum und Geld, alles andere ist Blödsinn!“

1. *Liebe zur göttlichen Welt*

„Ich bin der Weg zur
himmlischen Harmonie
und zur echten Lebensfreude!“

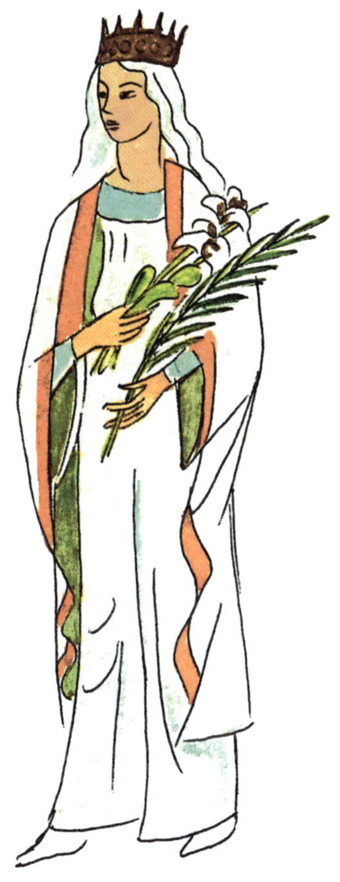

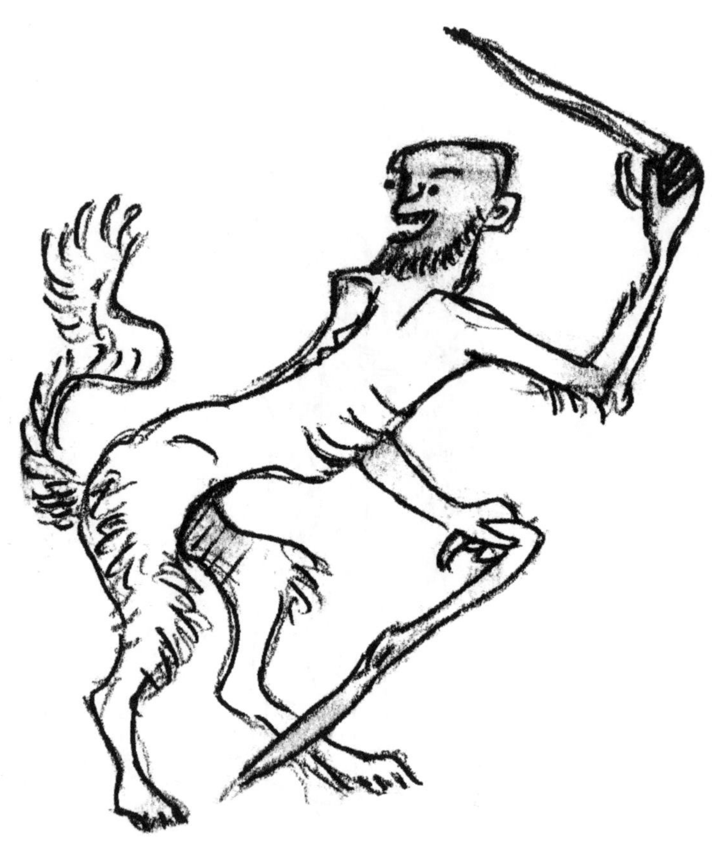

2. *Ausgelassenheit*

„Darum lasst uns ausgelassen sein, solange wir noch lachen können!“

2. *Disziplin*

„Ich bin die Kraft, mit der das Leben gelingt. In mir haben sich die Lebensfreude und die Gerechtigkeit zu einem königlichen Paar verbunden."

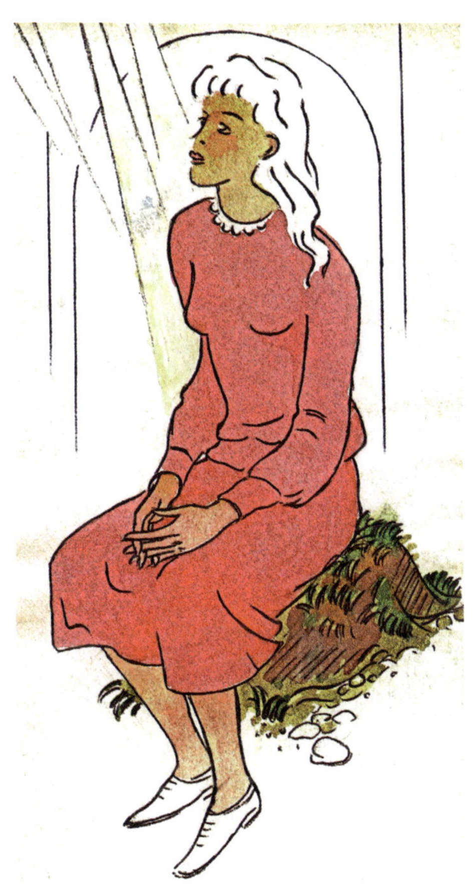

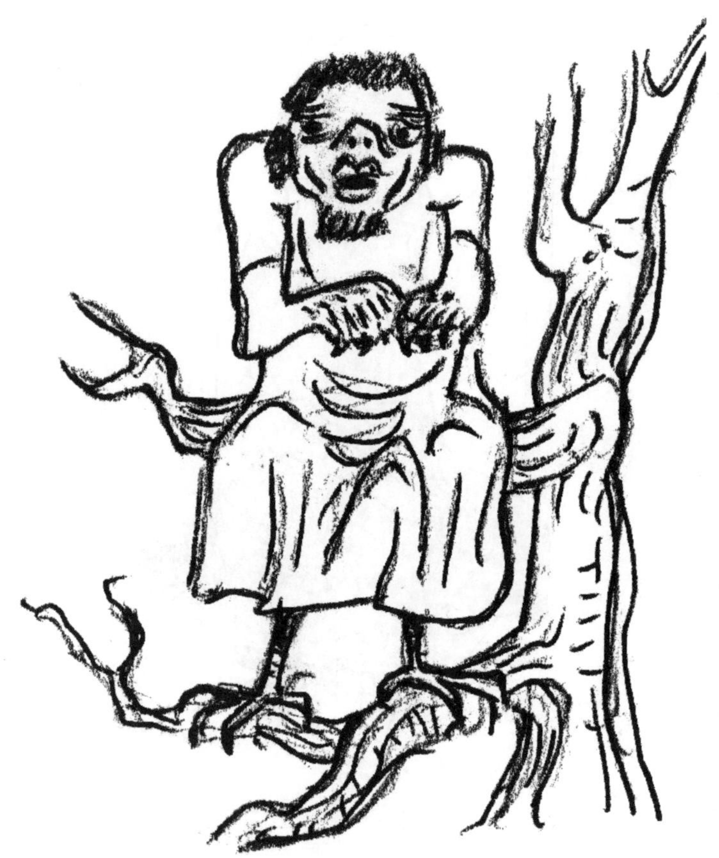

3. *Vergnügungslust*

„Es ist doch viel besser herumzutoben, als Trübsal zu blasen. Spielsucht und Spaß sind doch wohl keine Schande. Mensch und Tier, Tier und Mensch treiben ihre Scherze miteinander; und das ist gut so."

3. *Bescheidenheit*

„Ich schaue mit neuen Augen und verstehe, was Gott von mir will: Das Gute und Schöne zu entdecken, was du in deiner Blindheit übersiehst."

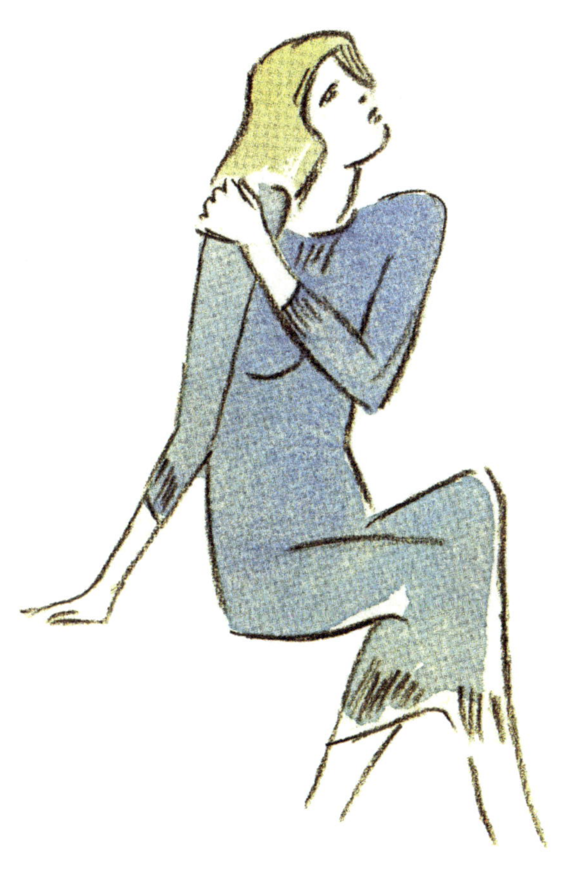

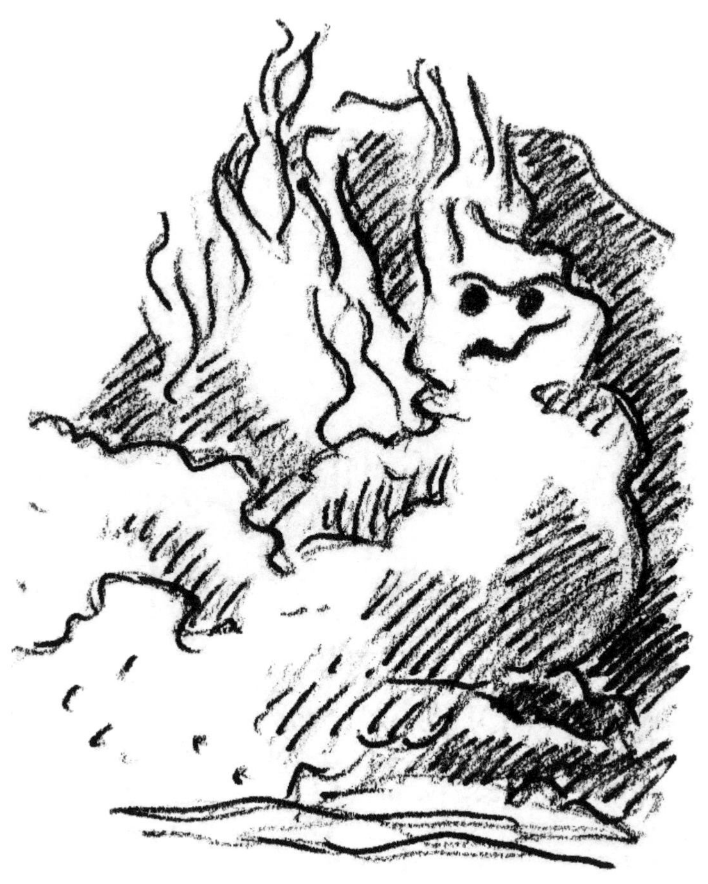

4. *Unbarmherzigkeit*

„Ich kümmere mich nur um mich und jeder Einzelne soll doch sehen, wo er bleibt.“

4. *Mitgefühl*

„Allen Kranken helfe ich, bis sie gesund sind, weil ich für sie ein Heilmittel bin, so gut wie eine milde Salbe.“

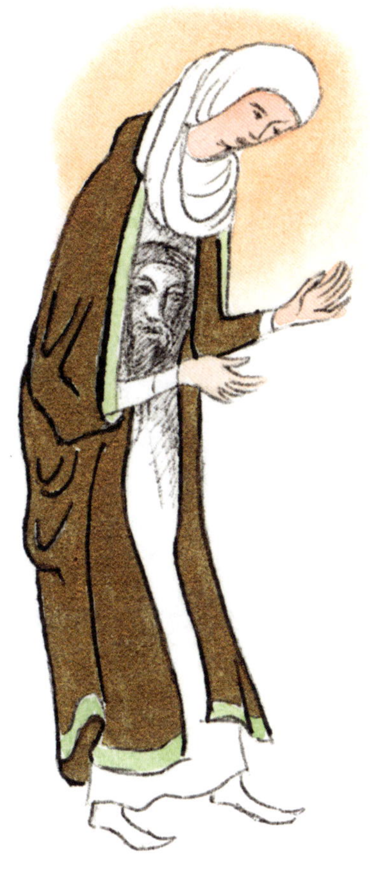

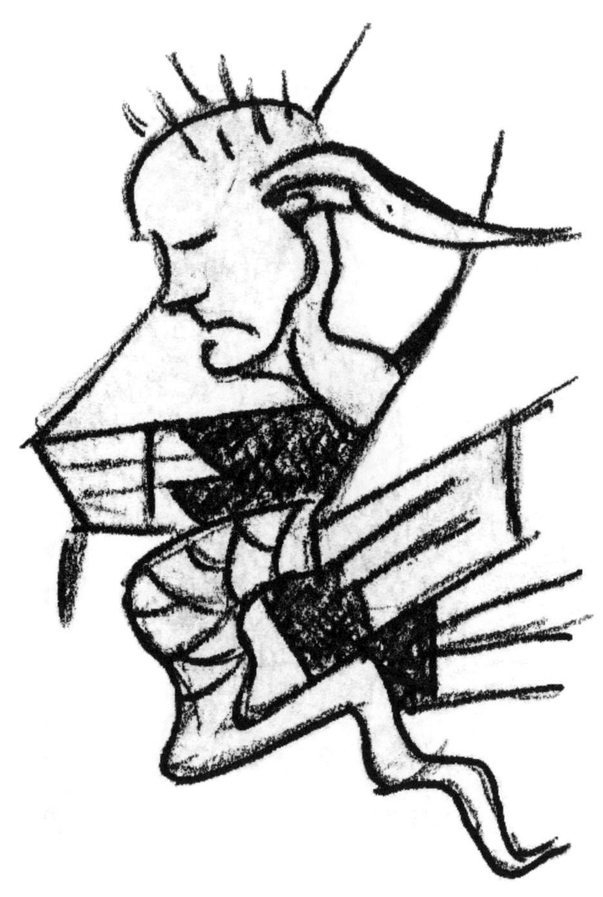

5. *Feigheit*

„Wer kann denn immer nur die Wahrheit sagen. Ich erreiche mehr, wenn ich ab und zu lüge und betrüge. Schwierigkeiten gehe ich lieber aus dem Wege, als ihnen mutig entgegen zu treten."

5. *Gottvertrauen*

„Ich kämpfe auf der Siegerseite und richte mein Leben nach der erfolgreichen Strategie des Gottessieges aus."

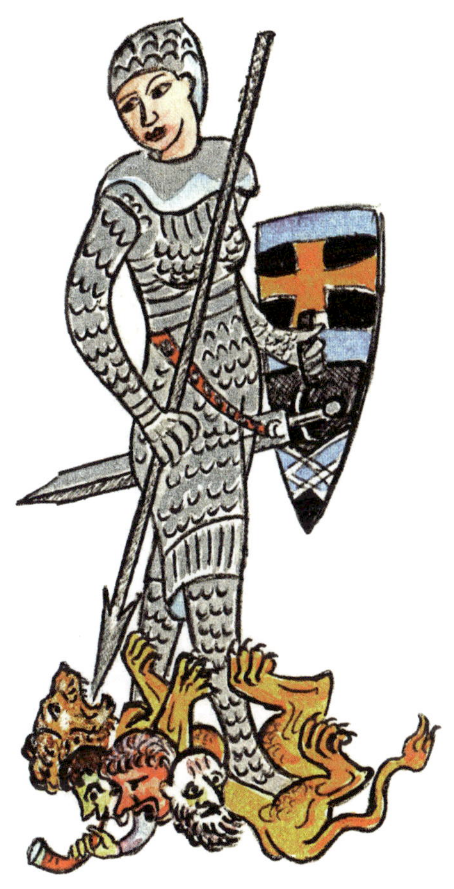

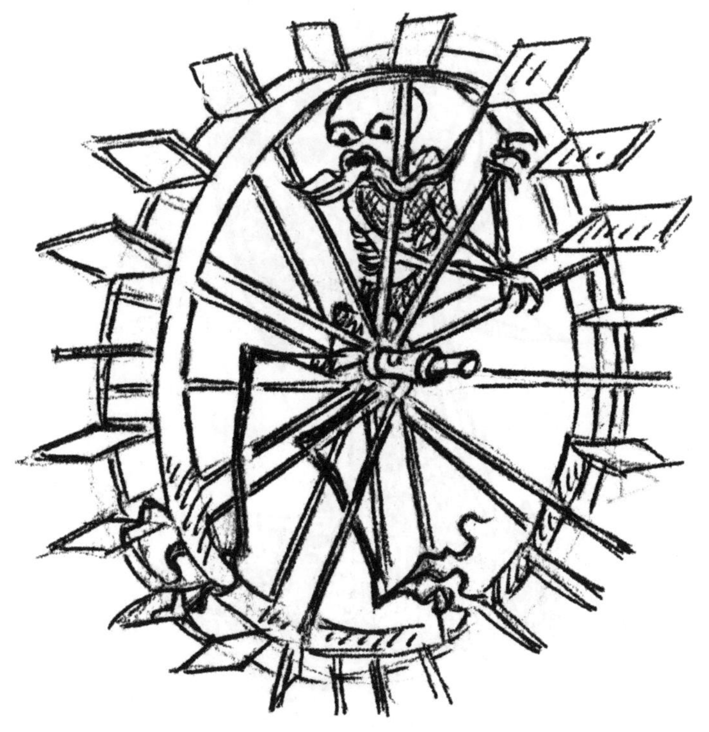

6. *Zorn*

„Ich vernichte alles, was sich mir in den Weg stellt! Geh mir lieber aus dem Weg, denn ich schlage alles kurz und klein, wenn man mir Unrecht tut."

6. Geduld

„Ich führe alles zu einem guten Ende, was ich beginne. Ich verurteile und vernichte keinen, auch wenn er noch so schuldig geworden ist."

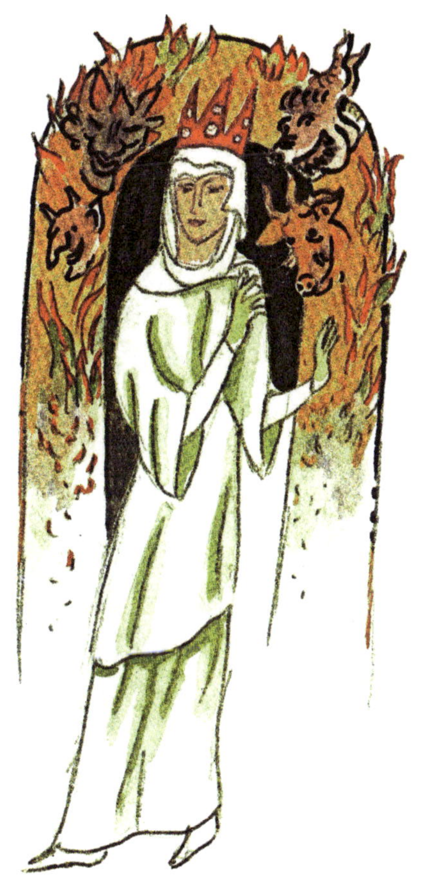

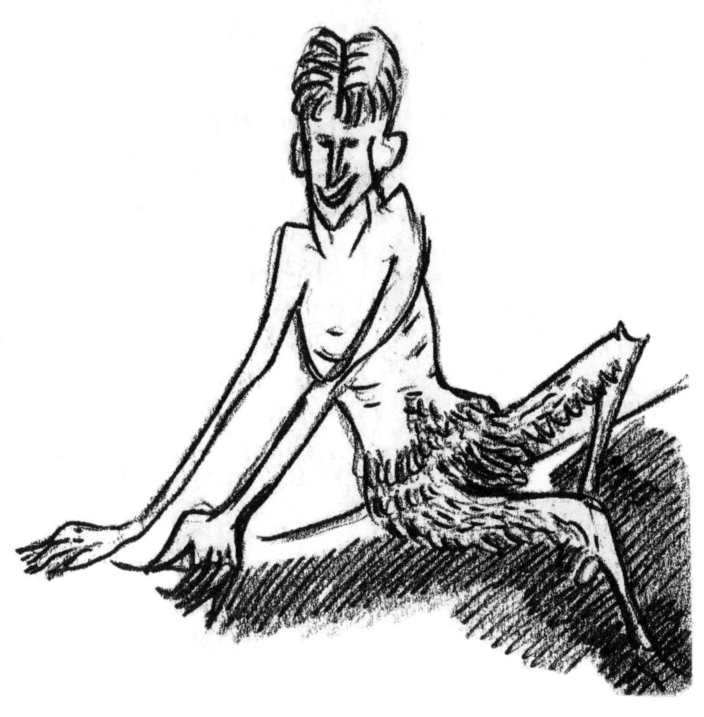

7. *Unangebrachte Lustigkeit*

„Ich will das Leben in vollen Zügen genießen und nicht wie alle anderen, blind vor mich hin vegetieren."

7. *Sehnsucht zu Gott*

„Ich lebe im Einklang mit der Schöpfung und in der himmlischen Harmonie mit den Engeln und allen guten Geistern. Das ist meine große Freude und Sehnsucht."

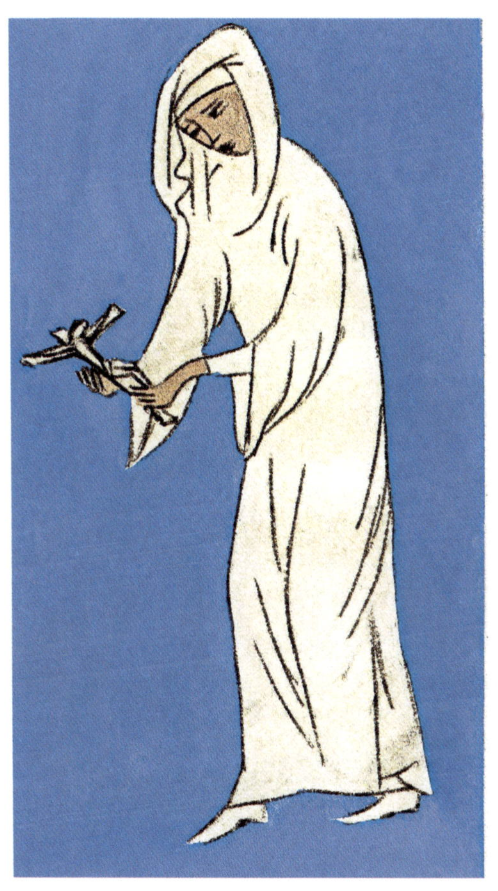

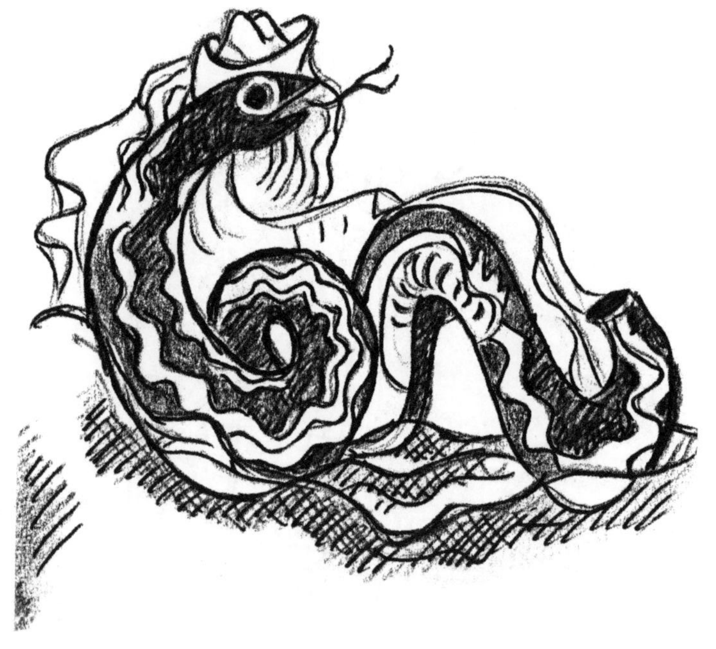

8. *Gefräßigkeit*

„... warum sollte ich verzichten? Ich wäre ja dumm, wenn ich nicht meine Freude an den Genüssen der Welt hätte, zumal auch Gott will, dass dem Menschen nichts an seinem leiblichen Wohl fehle."

8. Abstinenz

„Ich achte darauf, was dem Menschen gut tut, damit dem Körper nichts fehlt aber auch nicht vollgestopft wird mit Speise und Trank. Maßvoll essen und trinken ist wie eine wunderschöne Melodie.“

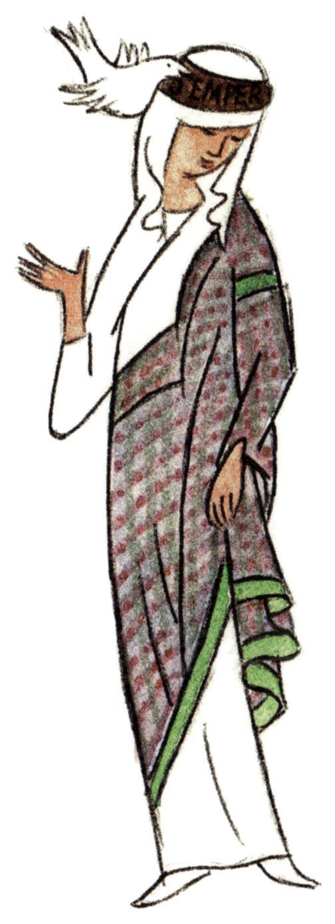
EMPER

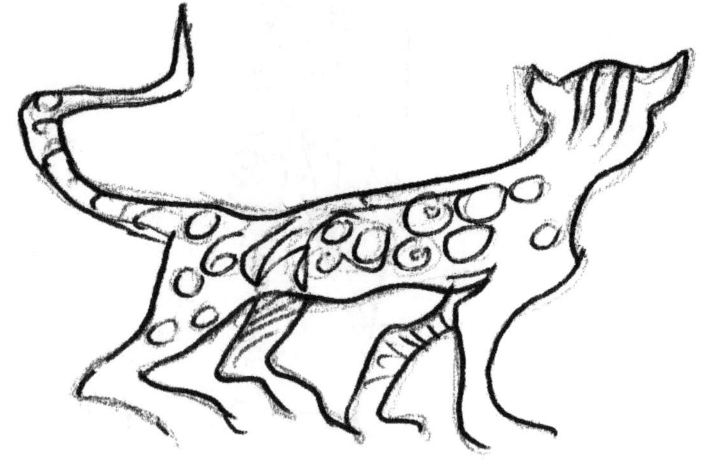

9. *Verbitterung*

„Opfer, Verzicht, Großzügigkeit – alles Unsinn! Ich pfeife auf Triumph und Sieg. Ich setze mich über alles hinweg, und suche lieber immer meinen eigenen Vorteil.“

9. Großzügigkeit

„Ich bin verschwenderisch
mit meiner rettenden Hilfe, Ich bin wie Salbe und heilende Medizin... wie ein Regen und die Lebensfreude... ich bin das Mitgefühl und Trösten ist wie ein Heilmittel"

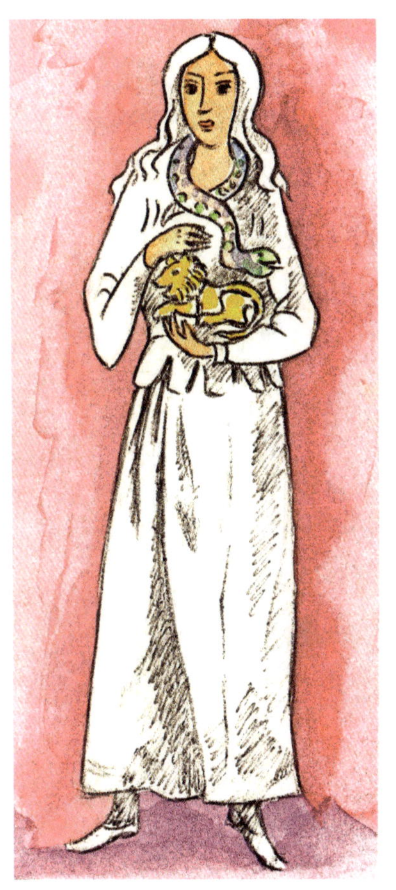

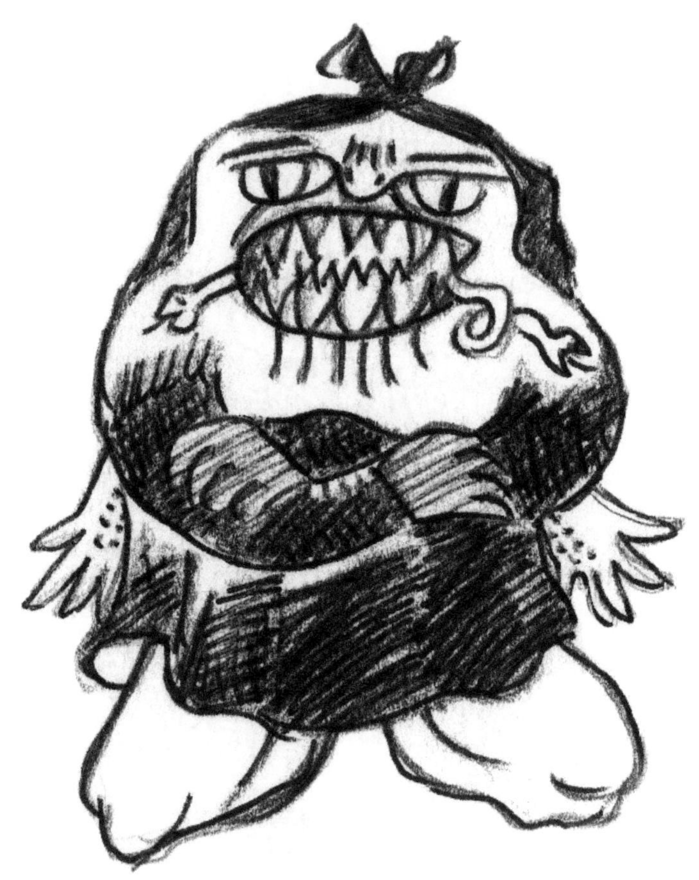

10. Bosheit

„Ich werde meinen Vorteil rücksichtslos ausnutzen und nicht zulassen, dass irgendeiner auf mir herumtrampelt. Wenn Gott will, dass ich etwas Gutes tun soll, soll er doch erst mal etwas für mich tun."

10. Güte

„Wo ist deine Macht und wo ist Deine Heimat? Du wohnst bei Schimpf und Schande und lebst von den Verdrehungen von Tatsachen.“

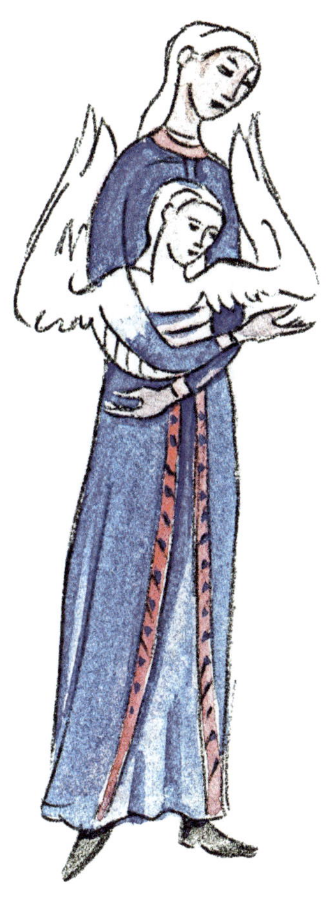

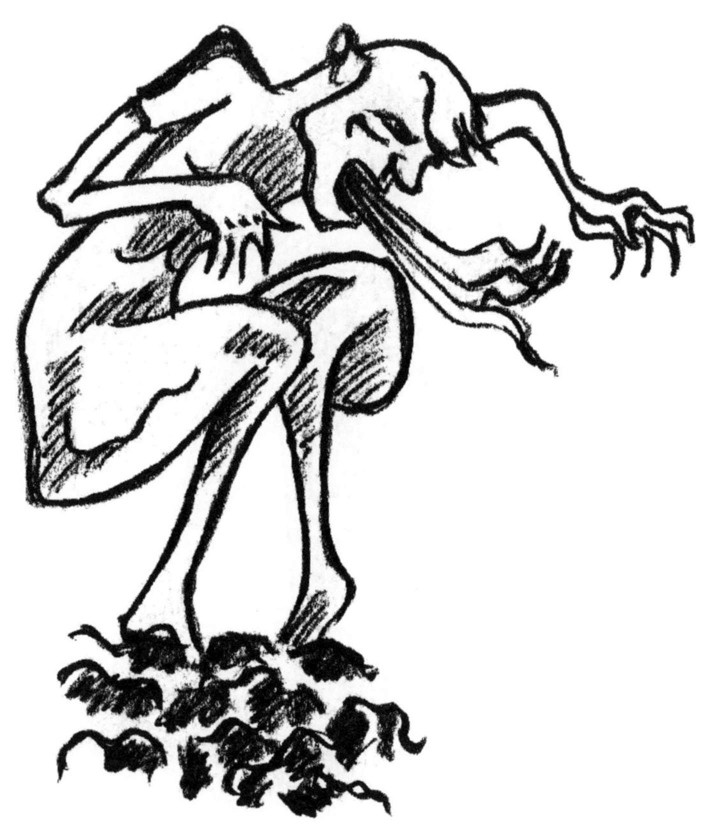

11. Lüge

„Wer kann immer nur die Wahrheit sagen?... Mir macht es nichts aus, anderen Menschen mit Lügen und Betrügen zu schaden, um mich selbst zu bereichern.

11. Wahrheit

„Ich bin ein Meilenstein auf den Wegen Gottes... Ich trage Ohrringe und Armreifen als Zeichen für die Pracht Gottes. Himmel und Erde und alle anderen Geschöpfe, die alle ein Teil des Ganzen sind, tragen alle die Liebe zur Wahrheit in sich!"

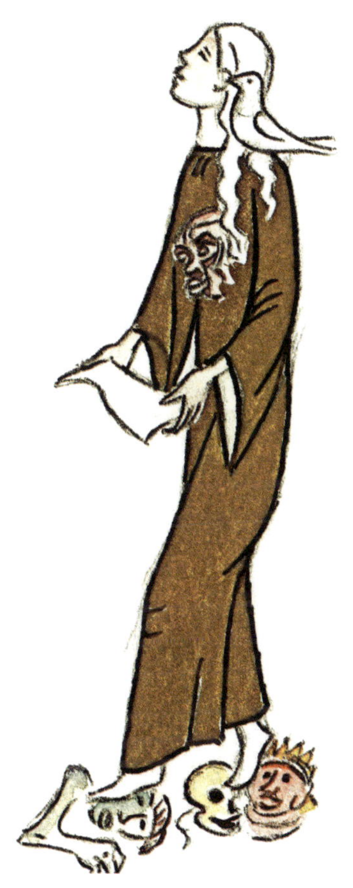

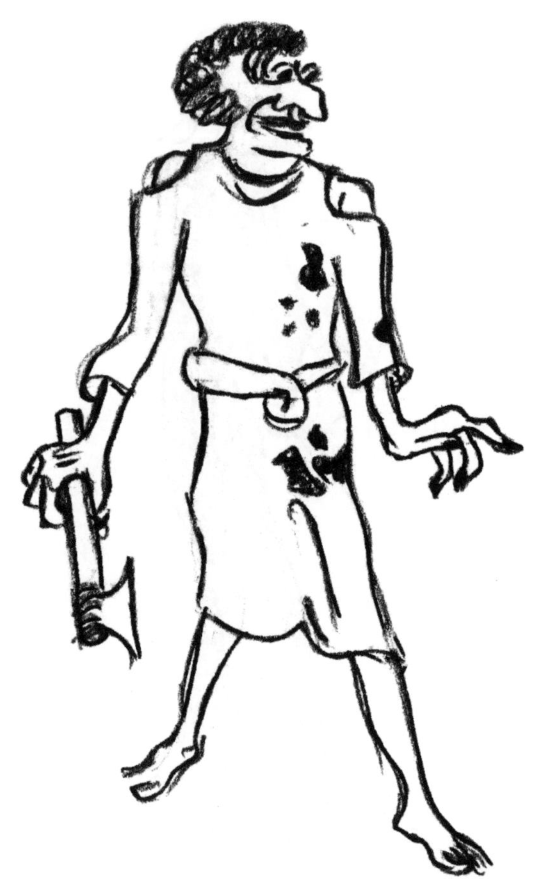

12. Streitsucht

„Ich werde zurückschlagen, wenn man mich wie Schmutz behandelt und noch mehr Dreck zurückwerfen. Ich werde alle so sehr verletzen, bis ihnen das Herz weh tut."

12. Friede

„Ich bin für alle ein Heilmittel, die durch dein Gift krank wurden. Ich heile, was du verletzt... denn ich bin wie ein Gebirge aus Myrrhe und Weihrauch und steige wie Wohlgerüche zum Himmel empor. Ich throne auf höchster Höhe über den Wolken und ziehe alles Gute an."

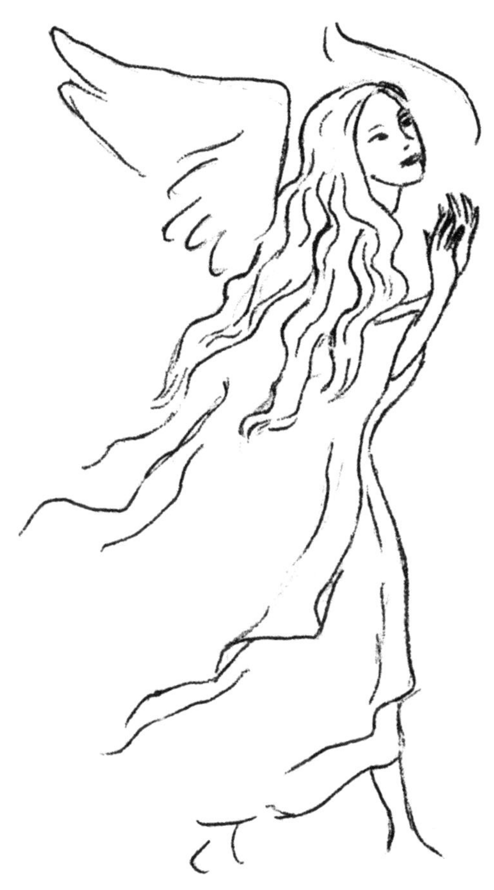

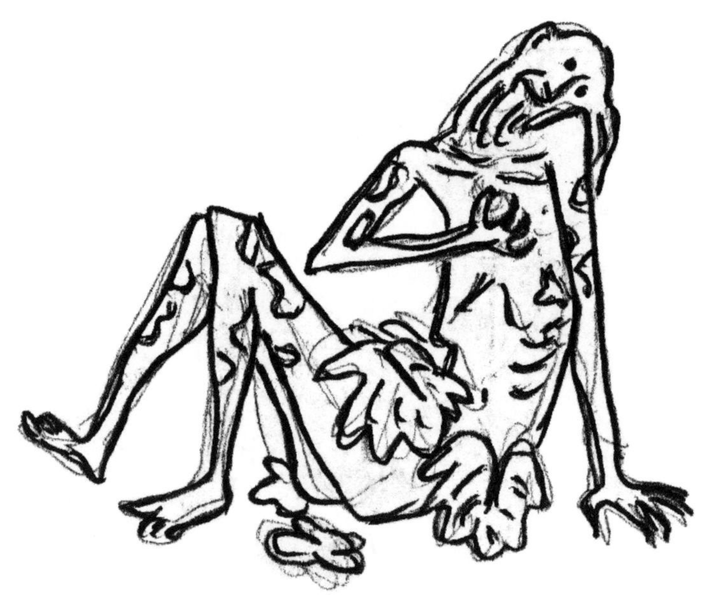

13. Unglückseligkeit

„Was für ein Heil habe ich, doch nur Tränen? Und was für ein Leben, doch nur Schmerzen? Und welche Hilfe habe ich, wenn nicht nur den Tod? Und welche Antwort bleibt mir? Doch nur der Abgrund."

13. Glückseligkeit

„Ich rufe zu Gott, und Er antwortet mir. Ich greife nach Ihm und eile zu Ihm und verlange etwas von Ihm, und Er schenkt mir aus Seiner Güte, was ich mir wünsche... Ich setze mein ganzes Vertrauen und meine Hoffnung auf Gott und lege mein Leben in Seine Hand."

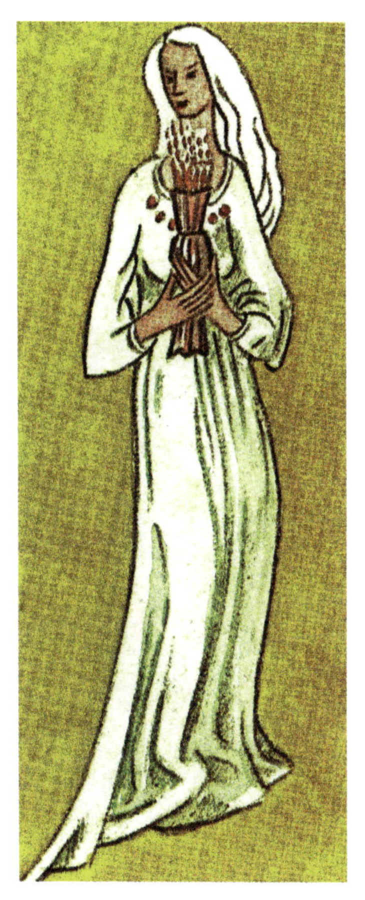

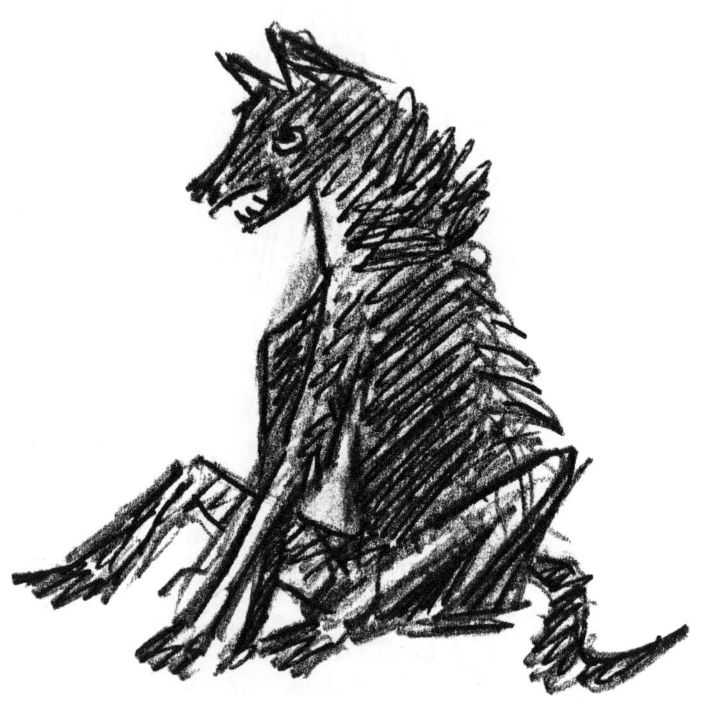

14. Maßlosigkeit

„Jeder Reiz meines Körpers ist mir eine wahre Lust. Sollte ich mein Herz zügeln, wenn es sich freut? Und wenn meine Adern vor Vergnügen platzen, sollte ich dann einen Aderlass machen?... Mein Körper ist mein größtes Vergnügen, und wie ich geboren bin, so bleibe ich."

14. Das rechte Maß

„Ich wandle auf den Wegen des Mondes und den Bahnen der Sonne. Ich erforsche die Ordnung Gottes und wachse in der spirituellen Göttlichkeit des Menschen... Denn ich bin eine Fürstin des Königs und erforsche seinen Willen und alle seine Geheimnisse! Ich greife alles mit viel Liebe und Freude auf."

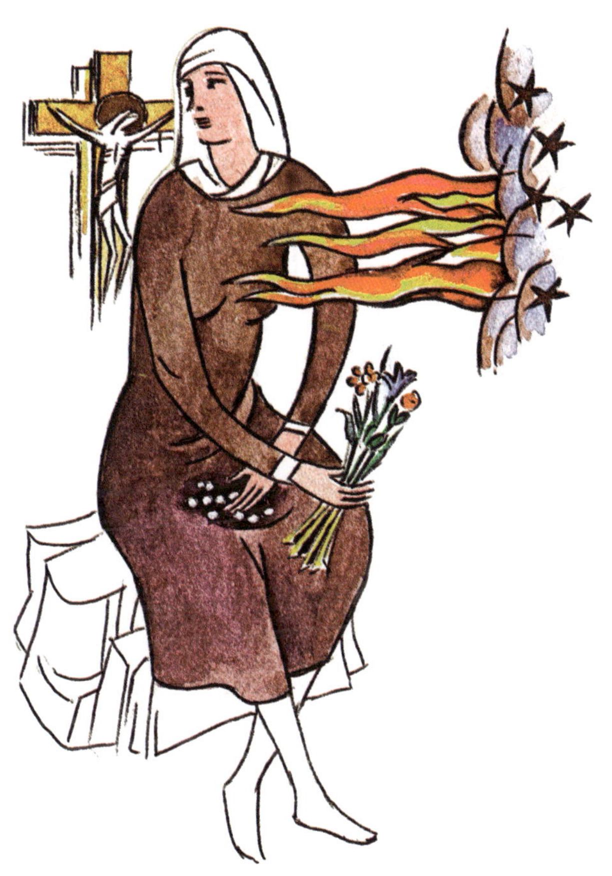

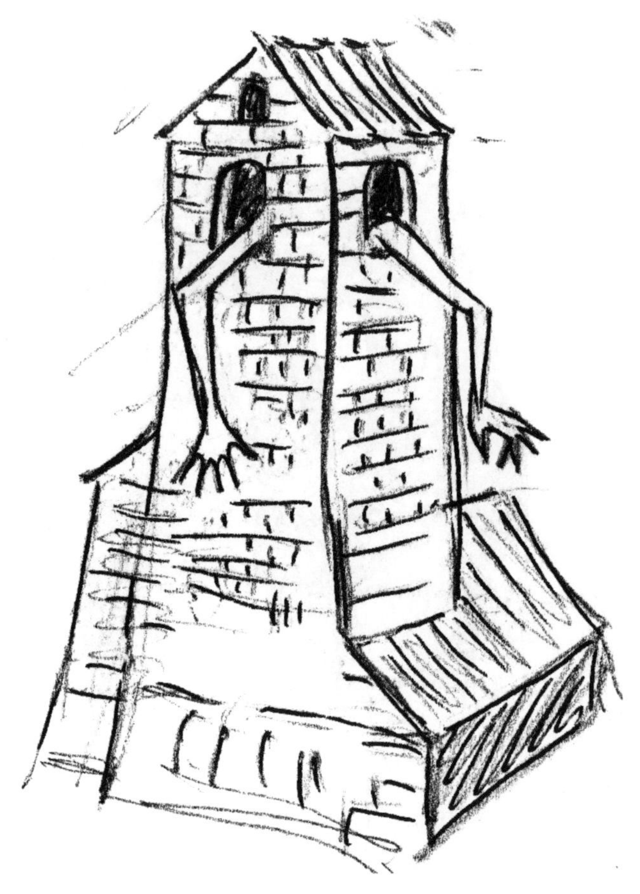

15. Die verlorene Seele

„Ich bin nur dazu da zu töten, zu plündern und die anderen ins Verderben zu schicken. Ich hasse die strahlende Schönheit des Lebens und verweigere die guten Taten der Nächstenliebe. Ich bin nur dazu da, die Seelen abzutöten und Leichen auszuplündern... das ist der Wille des Bösen, von dem ich abstamme, denn ich bin seine Schimpf und Schande."

15. Die starke Seele

„Ich bin das Fundament aller Güter im Leben. Christus ist unser Vorbild und Heiler. Ich kümmere mich um alle suchenden Menschen. Ich stärke sie durch die Sakramente und heile die Kranken durch die Kraft des heiligen Geistes."

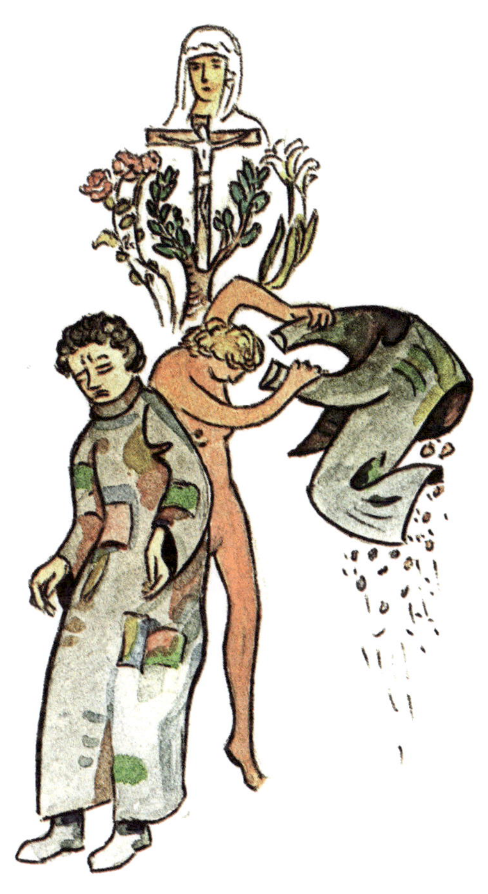

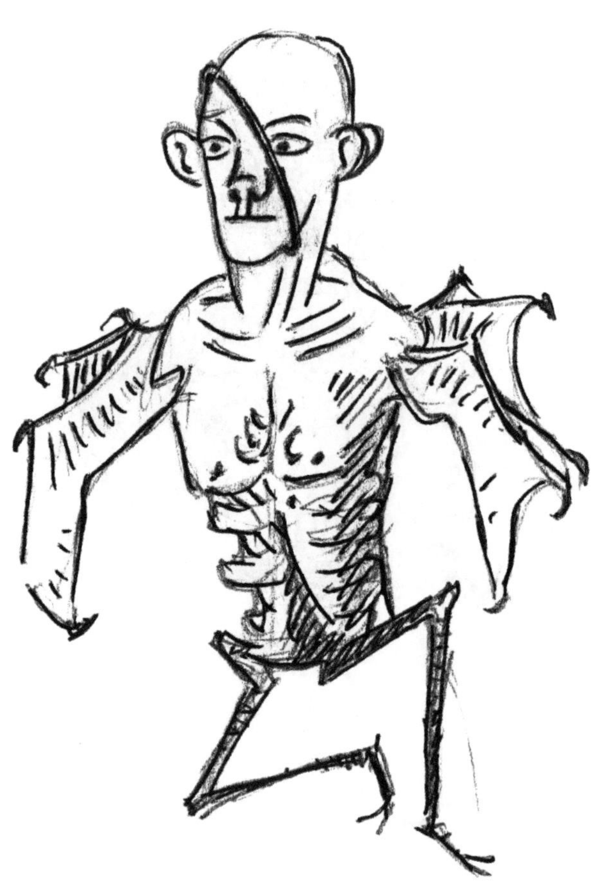

16. Hochmut

„Ich schreie über alle Berge.
Ich bin der Größte. Wer ist mir gleich? Ich breite meinen Mantel über Hügel und Felder und ertrage es nicht, wenn mich einer überragt. Ich weiß, dass sich keiner mit mir messen kann, denn ich bin der Supermann."

16. Demut

„Warum sollte ich mich nicht freuen, wenn mir einer ein noch so schreckliches Unrecht zufügen würde. Selbst der Schöpfer ist vom Himmel herabgestiegen, um den Menschen in seine Arme zu schließen... Ich will die Sonne sein, die in die Finsternis scheint."

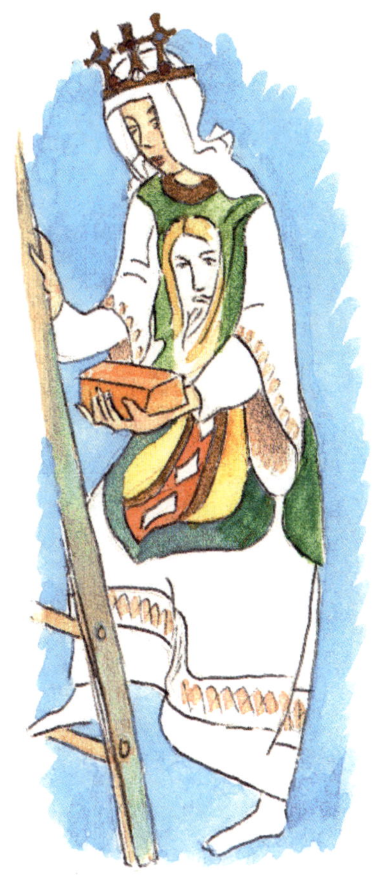

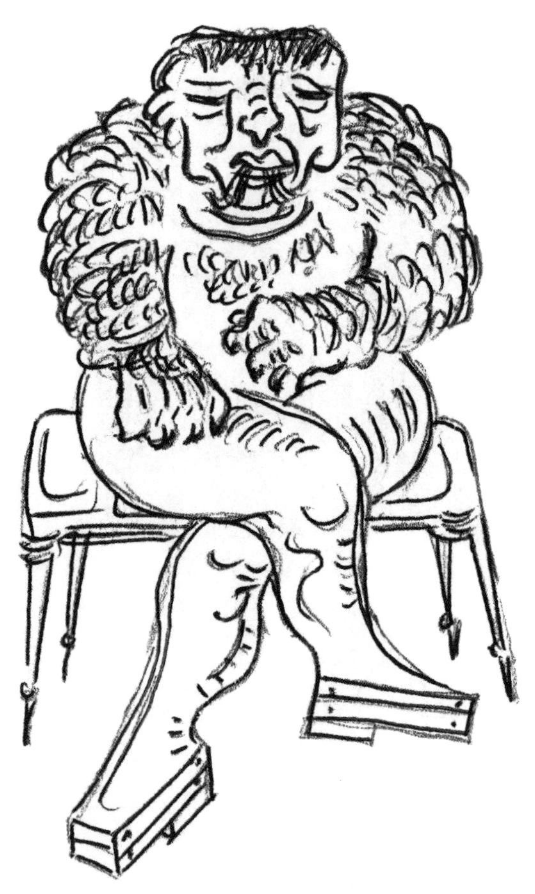

17. Neid

„Ich bin die Quelle ewiger Unzufriedenheit. Ich treibe dem Menschen die Lebenskraft aus... Ich vernichte alles, da ich die Urkraft der Bosheit bin. Ich ziehe die Massen an und zerstöre mit dem Neid die Schöpfung... Ich hasse alle guten Menschen, weil der Hass vom Neid abstammt, er ist mein kleiner Bruder."

17. Nächstenliebe

„Ich, die Liebe, bin die Quelle für drei Gotteskräfte: die Gelassenheit, den Gleichmut und das harmonische Gleichgewicht. Ich bin Gottes liebste und schönste Freundin und Gott offenbart mir seine Geheimnisse... Ich verbinde die Wunden mit Leinen, so wie der Gottessohn sie mit seinem Rock heilt."

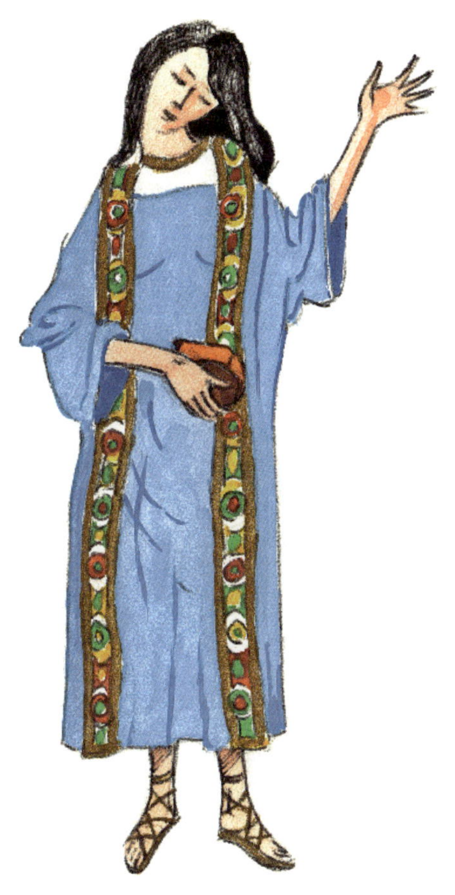

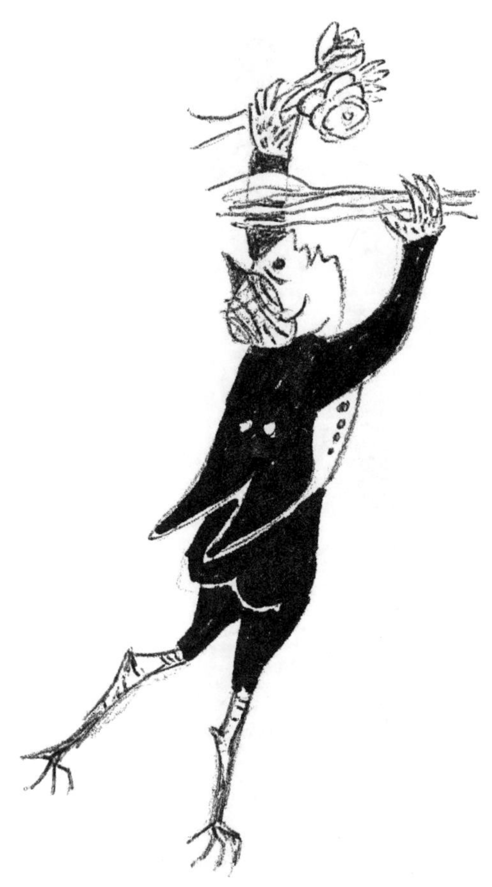

18. Ruhmsucht

„Alles, was ich sehe und höre, dient meinem eigenen Nutzen und meinem Ruhm... Ich möchte wie ein bunter Hund bewundert werden und kann gar nicht verrückt genug aussehen, um aufzufallen. Alle sollen voller Bewunderung vor mir auf die Knie fallen."

18. Ehrfurcht vor Gott

„So weit das Morgenrot der Sonne voran geht, ist die Ehrfurcht vor Gott das erste Anzeichen der Weisheit im Menschen...

Ich verehre Gott und weiß um meine Grenzen. Wie könnte ich mir einbilden, dass ich mir die Schönheiten und Freuden des Lebens erkaufen kann?"

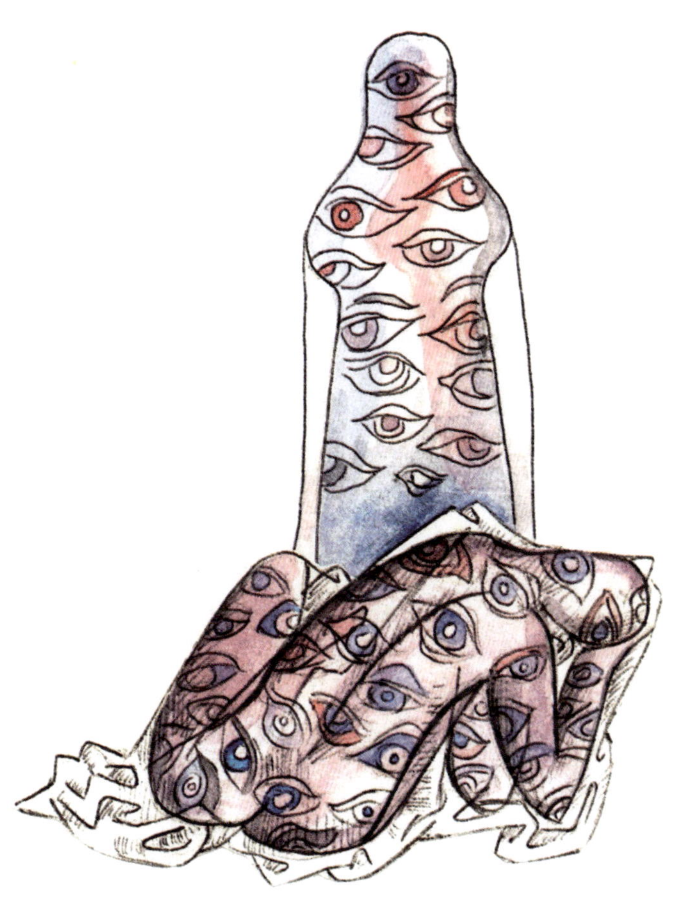

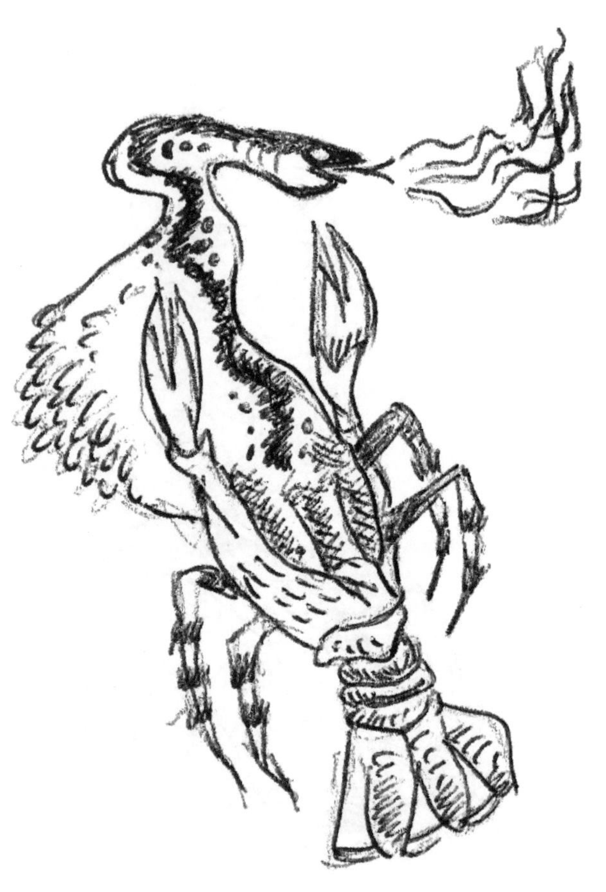

19. Ungehorsam

„Warum sollte ich auf andere Leute hören?... Wir sind die geborenen Philosophen und noch viel klüger... Genau nur das, was uns nützt, machen wir... Nur wenn wir rücksichtslos unsere Ziele verfolgen, können wir uns selber verwirklichen."

19. Gehorsam

„Ich horche auf Gott und bin mit Ihm fest verbunden... Denn ich bin die Sonne, der Mond und die Sterne... Ich bin die Wurzel in allen Werken Gottes. Ich bin wie die Seele im Körper. Ich bin Gottes Wille, so wie der Wille im Menschen ausführt, was man geplant hat."

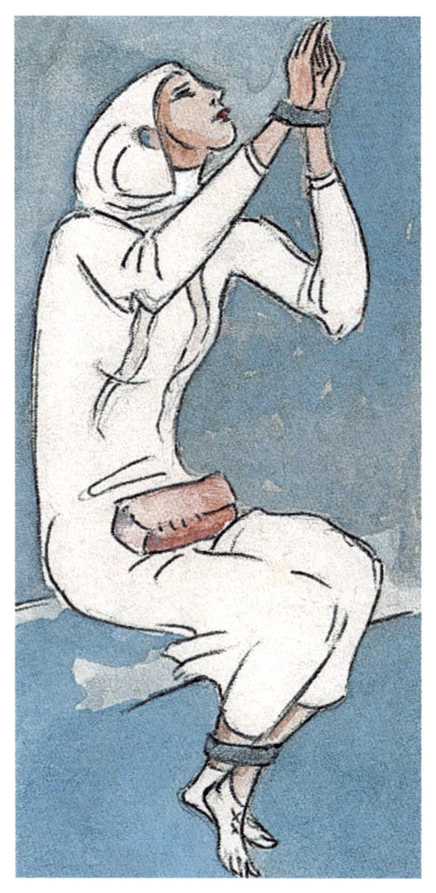

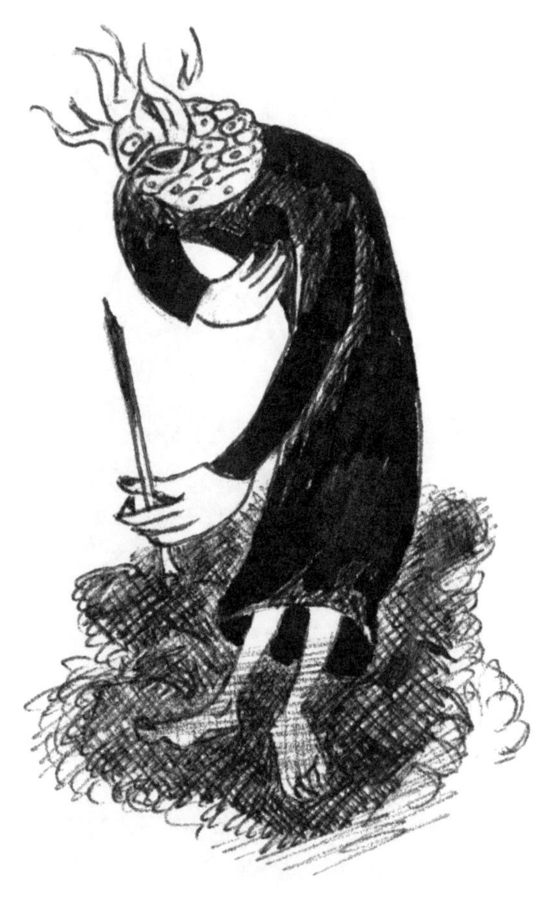

20. Unglaube

„Ich kenne kein anderes Leben
als das, was ich sehen kann.
Was bringt mir schon die Aussicht
auf ein ewiges Leben. Ich weiß ganz
genau: so ist es und nicht anders!...
Ich gehe nur ausgetretene Wege und
akzeptiere nur die Wissenschaft, die
ich selber kenne und verstehe."

20. Glaube

„Ich jubiliere mit den Engeln und bleibe Gott treu... Alle Königreiche der Welt werden durch mich zur Gerechtigkeit geführt, denn ich bin ein Spiegel Gottes und strahle in allen Geboten Gottes."

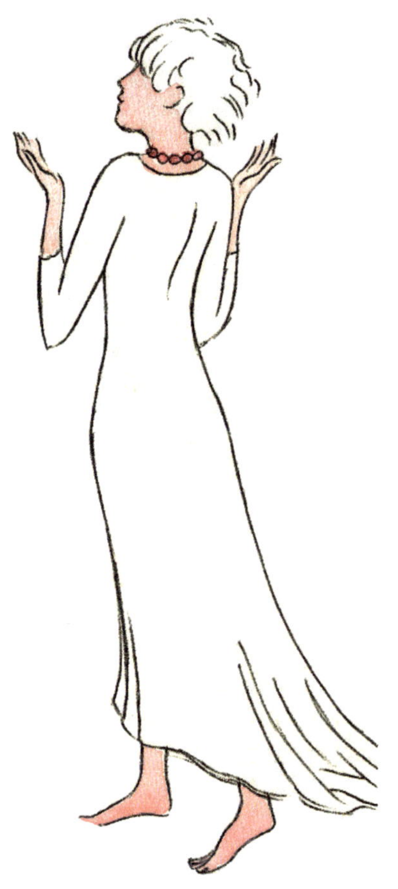

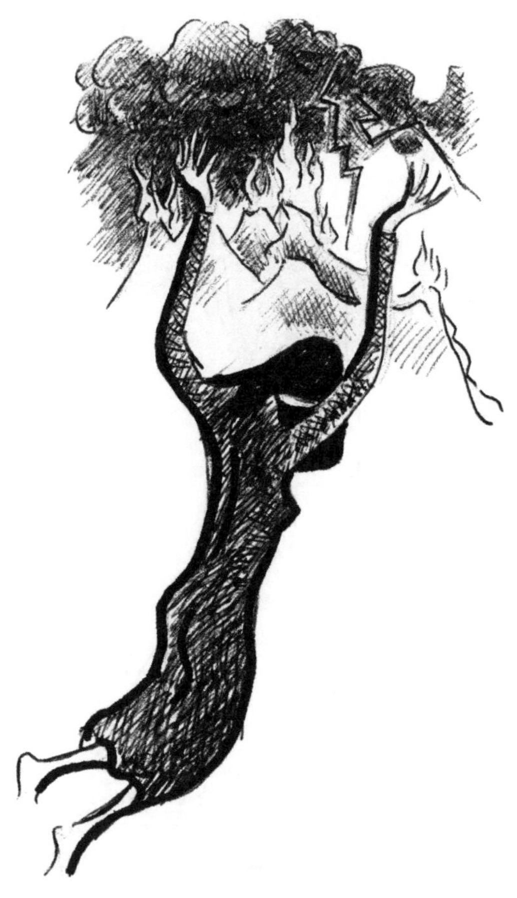

21. *Verzweiflung*

„Ich bin total verzweifelt, wer kann mich trösten?... Was bleibt mir noch, nur noch der Tod! Ich habe keine Freude mehr am Leben, nicht einmal Trost in der Sünde, denn ich habe meinen Glauben in das Gute der Menschen verloren.“

21. Hoffnung

„Ich sitze mit großer Freude am Throne Gottes und umarme hoffnungsvoll alle Seine Werke. Ich bringe alles zu einem guten Ende und gewinne so die ganze Welt und die Menschen..."

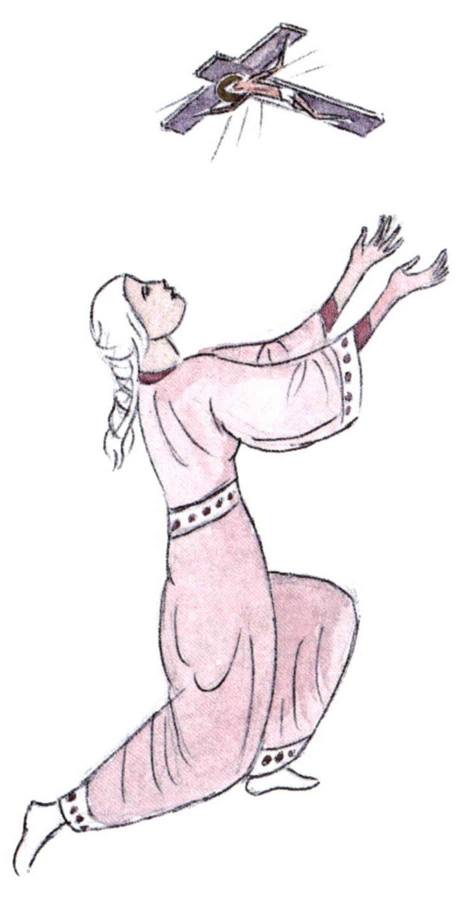

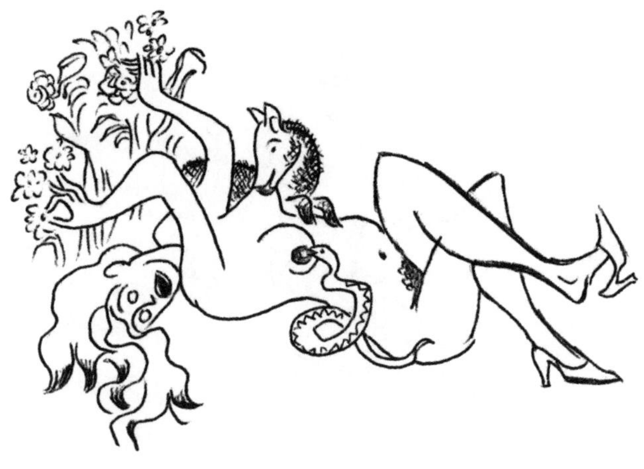

22. *Wollust*

„Ich will den Menschen, das Spiegelbild Gottes, in den Schmutz ziehen... Warum sollte ich so ein hemmungsloses Leben mit seinen Übertreibungen aufgeben?... Wenn ich nicht meinen Trieben nachgehen kann, werde ich zornig und voller Frustrationen... wenn Gott die Triebe der menschlichen Natur wirklich so abstoßend findet, warum hat Er dem Menschen die Wollust zur Befriedigung seiner Triebe gegeben?“

22. *Einfachheit*

„Ich erfreue mich an der Symphonie des gemeinsamen Zusammenlebens. Ich liebe die Freude an der Menschenwürde und das Verlangen nach einem einfachen Leben.

Das frohe Leben, das ich in mir fühle, lasse ich weder durch deine Hässlichkeit ersticken, noch durch die Folgen der übertriebenen Wollust verletzen."

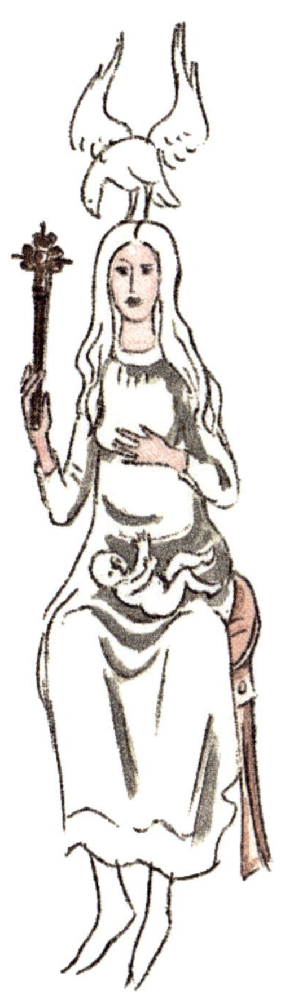

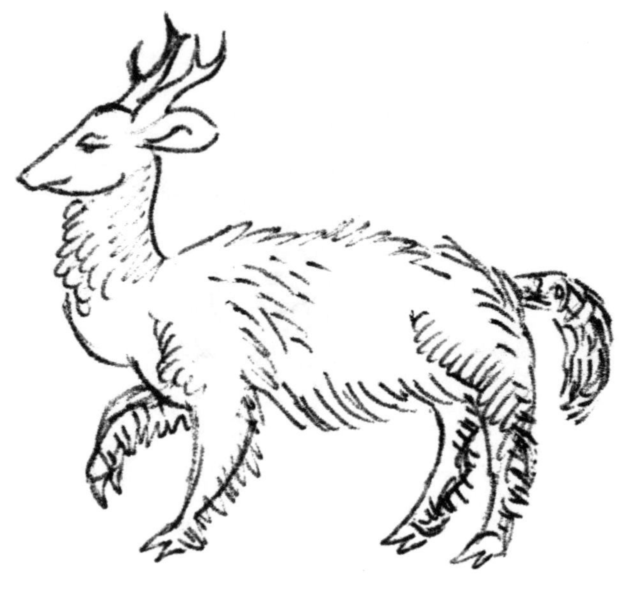

23. *Ungerechtigkeit*

„Worauf beruht meine Gerechtigkeit?... Auf meinem Vorteil! Ich bin doch klüger und gescheiter als alle anderen. Wenn ich die
anderen klein halte, so ist doch mein Platz umso größer... Sind nicht alle meine Ideen besser als die aller anderen? Ich bin der Stärkste, damit ich über alle anderen herrschen kann."

23. *Gerechtigkeit*

„Ich bin eine Symphonie und ein Wohlklang für alle Menschen... alles freut sich mit mir, denn ich bin für alle ein Leuchtturm auf dem Weg zur Gerechtigkeit... Ich steige wie ein Sieger mit Gottes Kraft empor, weil ich selber die Königskrone Gottes bin. Niemand kann mich besiegen, weil ich eine Freundin Gottes bin."

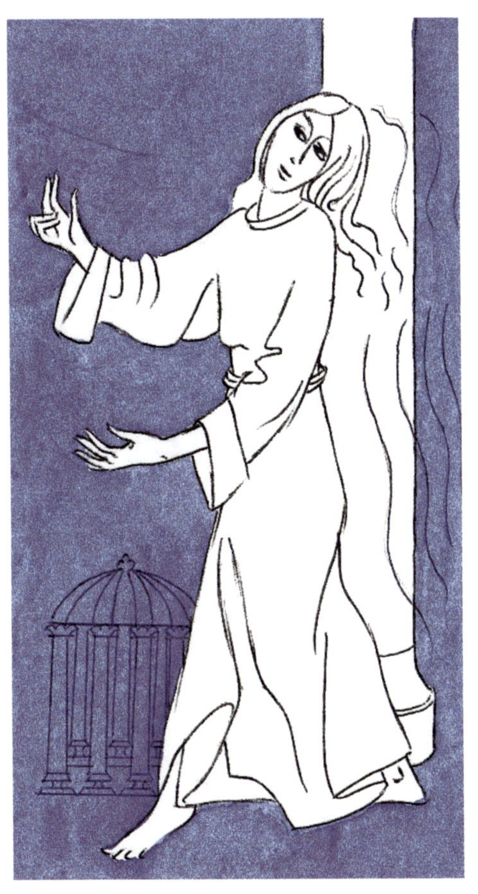

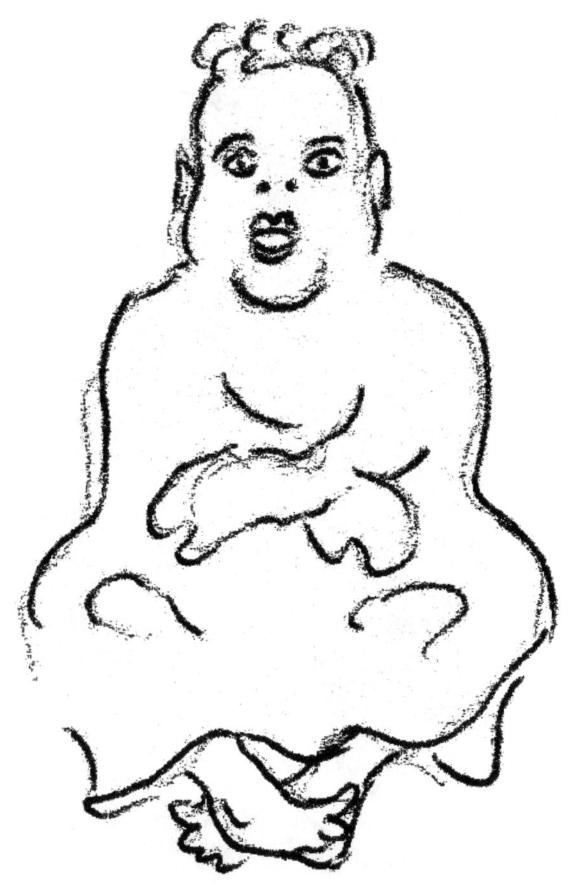

24. *Bequemlichkeit*

„Warum sollte ich so viele Mühe und Arbeit ertragen und ein klägliches, arbeitsreiches Leben führen?... Was nützt denn die ganze Mühe? Mir passt die Arbeit einfach nicht... Warum sollte mich Gott verachten, wenn ich doch nur der Arbeit und den Mühen aus dem Wege gehe?“

24. *Tatkraft*

„Ich aber bin mit der Stärke des Löwen vergleichbar und arbeite mit Freuden für das Wohl der Menschheit. Ich sehne mich nach der Güte Gottes... Alle Völker rufen mich in ihren Sprachen, weil sie in Gerechtigkeit leben wollen."

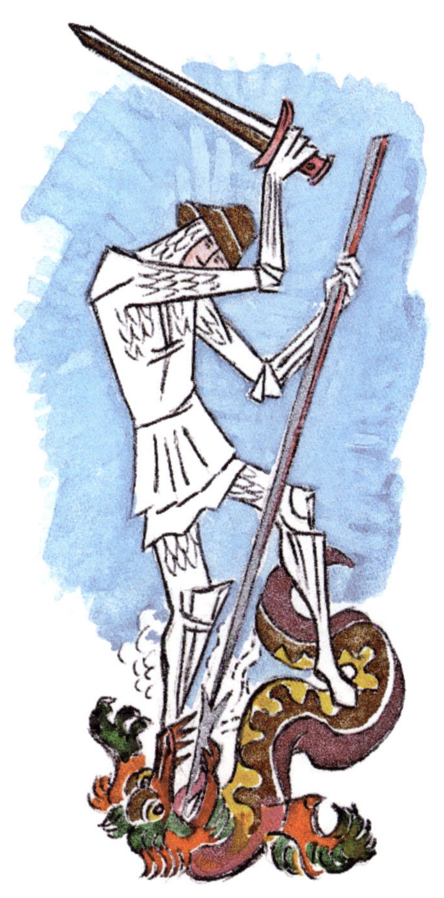

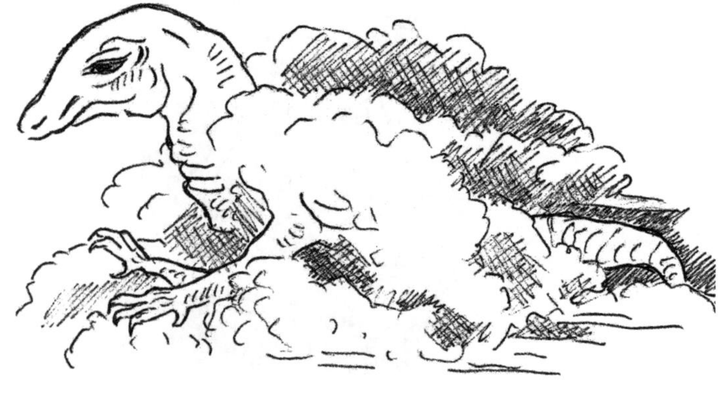

25. Gottvergessenheit

„Warum sollte ich meinen eigenen Willen nicht durchsetzen? Ich weiß nichts von Gott und er kennt mich auch nicht. Ich will nichts von ihm wissen, weil er mich auch vergessen hat...

Wenn es wirklich einen Gott geben sollte, dann steht eines fest, dass er mich nicht kennt!"

25. *Heil und Heilung*

„Warum begreifst du nicht, dass Gott dein Schöpfer ist und nicht du selbst? Ich rufe zu Gott und bitte Ihn um alles, was ich zum Leben benötige. Ich folge seinem Willen und halte daran fest. Und dabei erkenne ich Gott selber. Wie? Ich erspüre die Nähe Gottes, wenn ich Ihn anbete und mit Ihm rede."

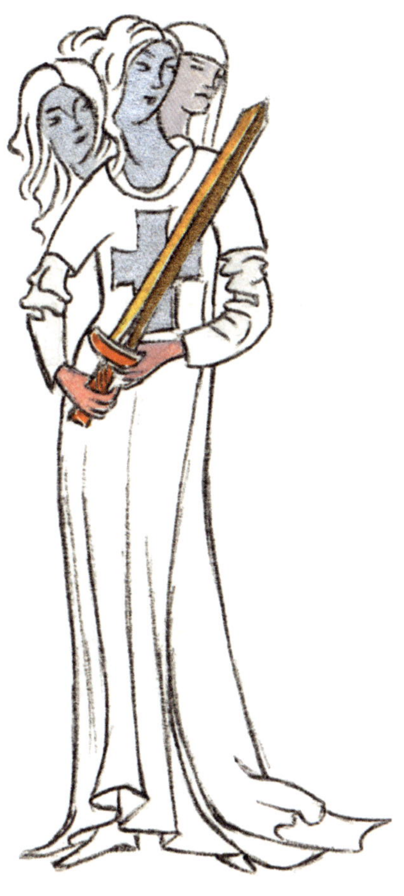

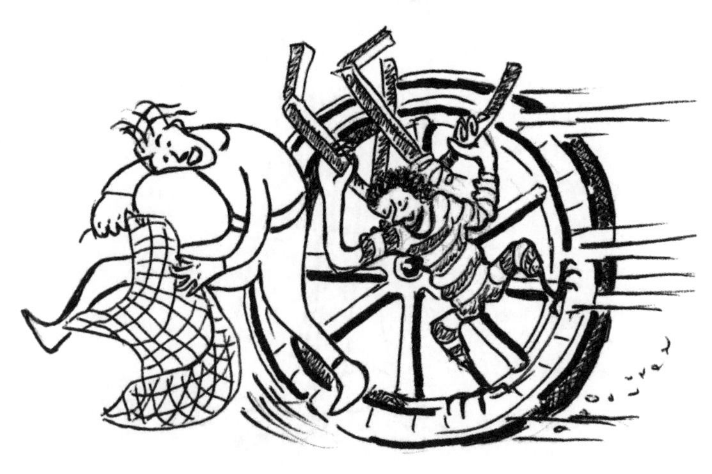

26. *Unbeständigkeit*

„Ich bekenne mich zu meiner Unzuverlässigkeit! Weil ich das weiß, tue ich alles nach meiner Flatterhaftigkeit... Reiche ausplündern und ehrliche Leute betrügen... Wenn du es zu Wohlstand bringen willst, verfolge nur deine eigenen Ziele ohne Rücksicht auf Verluste, bevor dich dein Glück im Stich lässt.“

26. Standfestigkeit

„Ich bin im Sturm des Lebens fest verankert. Wer kann mich erschüttern, verwunden und verletzen? Keiner kann mich aus der Ruhe bringen. Ich ruhe in Gott, der fest in der Ewigkeit ist."

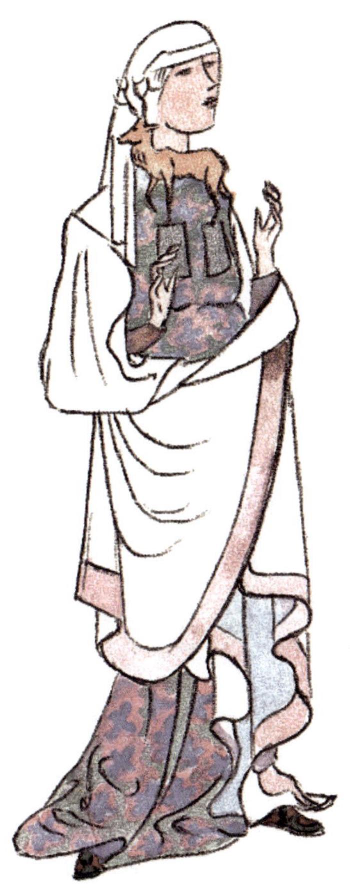

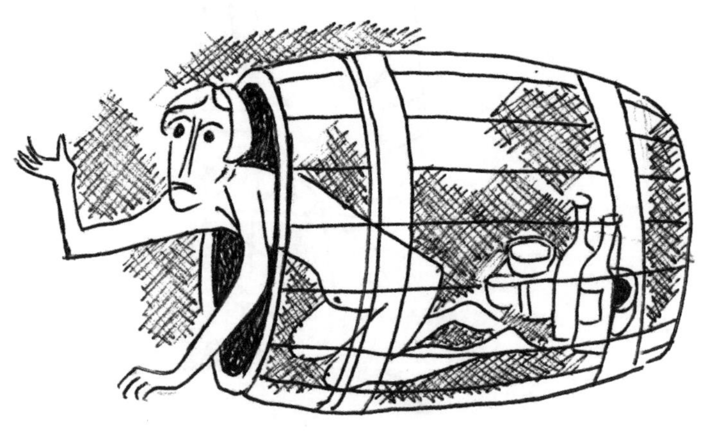

27. Sorge um das Irdische

„Welche Sorge wäre wohl noch größer als die Sorge um das tägliche Leben? Woher kommen denn Getreide und Obst, Wein und Lebensmittel, wenn nicht durch die menschliche Mühe und Sorge?... Selbst, wenn ich den Himmel bestürmen würde, um meinen Lebensunterhalt zu erbetteln, würde es mir doch nichts nützen. Ich will lieber mein eigenes Können und Tun einsetzen, um in dieser Welt zu überleben."

27. *Sehnsucht zur absoluten Liebe*

„Ich aber habe im Himmel meine Heimat und lebe mit allen Geschöpfen harmonisch zusammen. Ich bin die Lebenskraft für alles Tun und Dasein. Ich bin der Schatz für alle Gotteskräfte.

Ich bin die Freude und Faszination über die Liebe Gottes zum Menschen..."

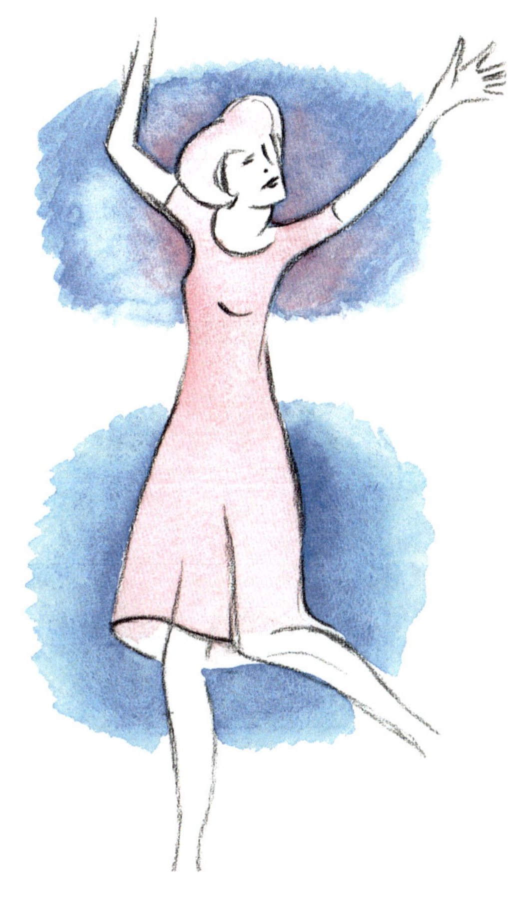

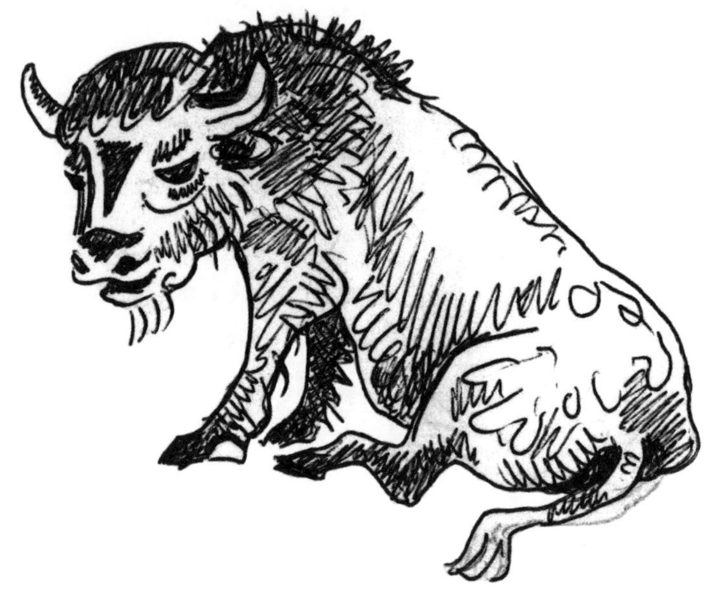

28. *Hartherzigkeit*

„Ich will die ganzen Möglichkeiten des Lebens gar nicht erst kennen. Wenn ich mich aber schon mal über dies oder jenes äußere, dann schlage ich mit Gewalt zu. Deshalb bleibe ich bei meinen eigenen Interessen kompromisslos und hart wie Stein...“

28. *Umkehr/Reue*

„Ich, die Erneuerungskraft, trinke vom Tau Seines Segens und rufe lächelnd unter Tränen: Herrgott, hilf mir! Mit wunderbaren Harfenklängen antworten mir die Engel, wenn ich zu Ihm rufe.

Daher leuchtet mir die Morgenröte Seiner Gnade entgegen. Er gibt mir die Kraft für das Leben, weil ich Ihn bitte."

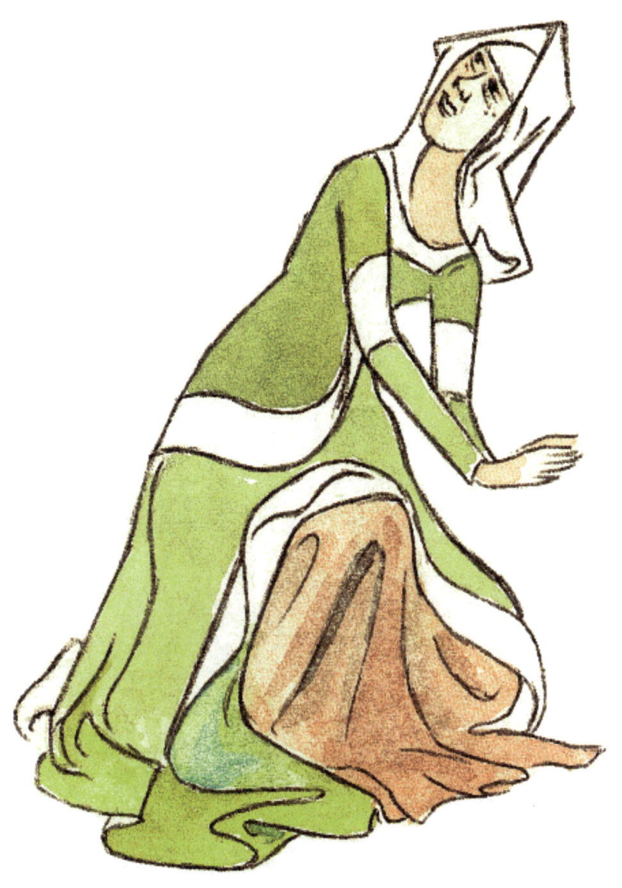

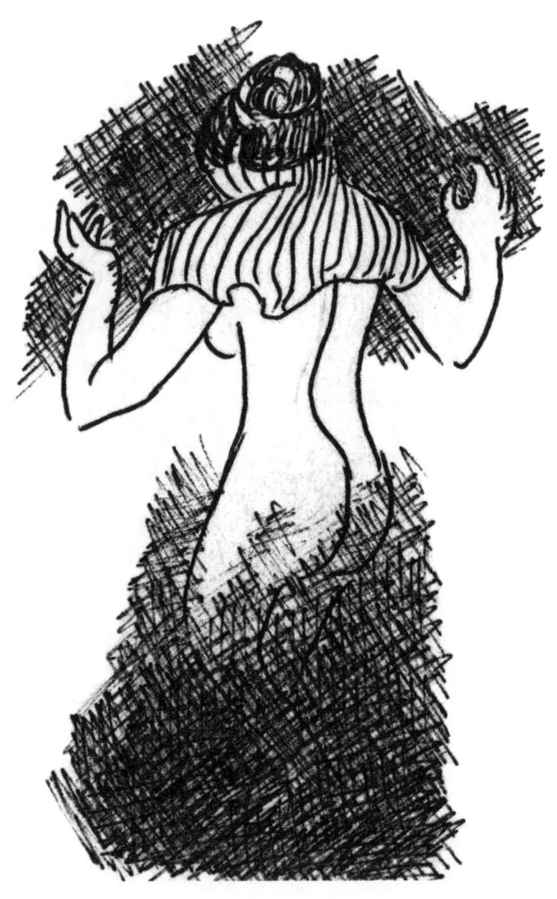

29. *Sucht-Abhängigkeit*

„Ich habe ein riesiges Verlangen nach Vergnügen und eine Lust nach allem wertvollen und prachtvollen Luxus dieser Welt. Ich möchte alles besitzen, was meinen Ruhm und mein Ansehen vermehrt... Ohne Besitz und Luxus wäre ich wie ein untergehendes Schiff..."

29. Freiheit von Süchten

„Ich wohne mit all meinem Sinnen und Trachten in der Nähe des Heiligen Geistes und richte mein Leben nach dem Willen Gottes aus... Ich verlasse mein Verlangen nach irdischen Lüsten und spreche offen über meine Abhängigkeiten und Süchte. Wenn mich die irdischen Süchte überkommen, so suche ich leidenschaftlich die Kraft des Heiligen Geistes, um wieder nüchtern zu werden..."

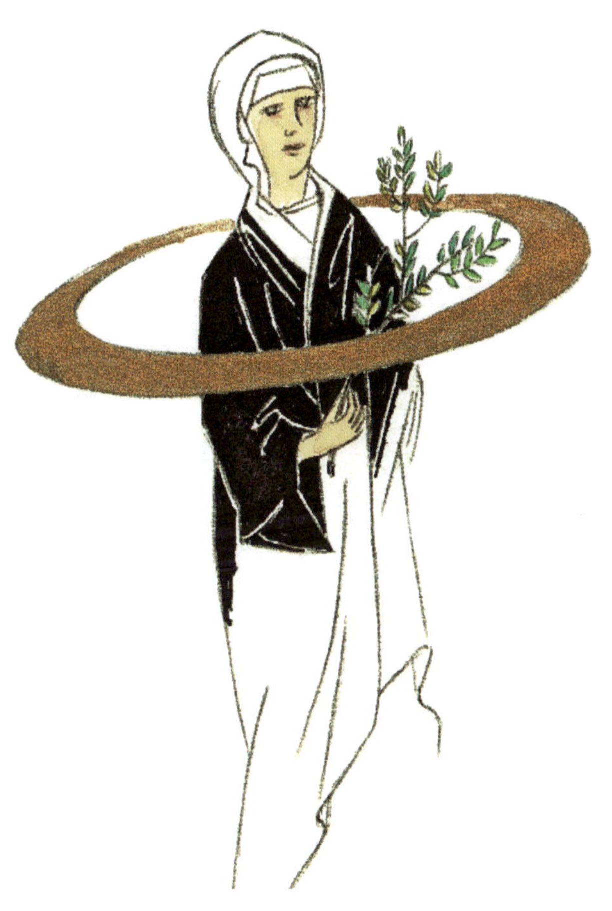

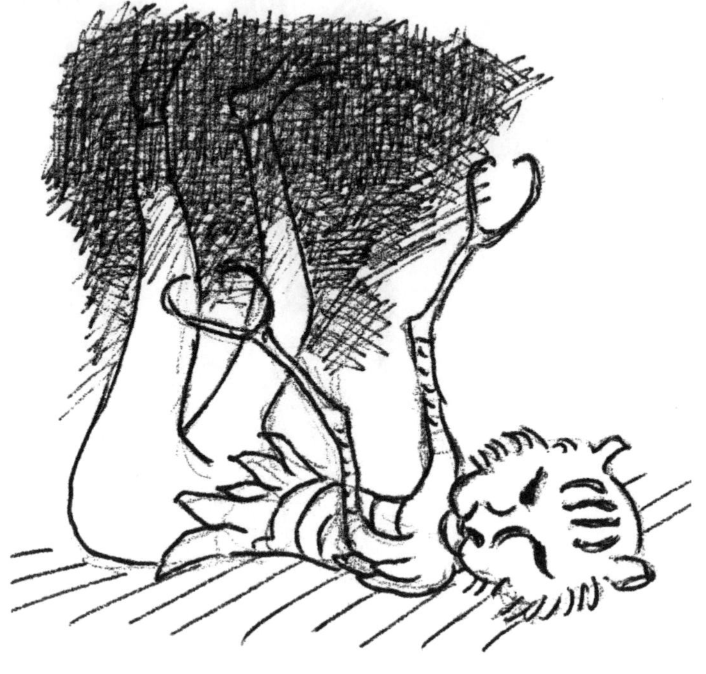

30. Zwietracht

„Dabei nutze ich alle aus: Ausbeuter und Ausgebeutete, Reiche und Arme. Ich hasse diese ekelhafte Menschheit und helfe niemandem. Ich tue nur, was mir gefällt. So soll doch jeder tun, was er für richtig hält."

30. Harmonie

„Wie kannst du Sonne, Mond und Sterne beherrschen und vernichten? Niemals!... Von dir geht nur Zank und Streit aus. Selbst wenn du noch so fluchst, kannst du niemanden damit zerstören, sondern schadest dir am Ende selber. Wie ein Ochse seinem Herrn dient, so musst auch du den Karren Gottes aus dem Dreck ziehen."

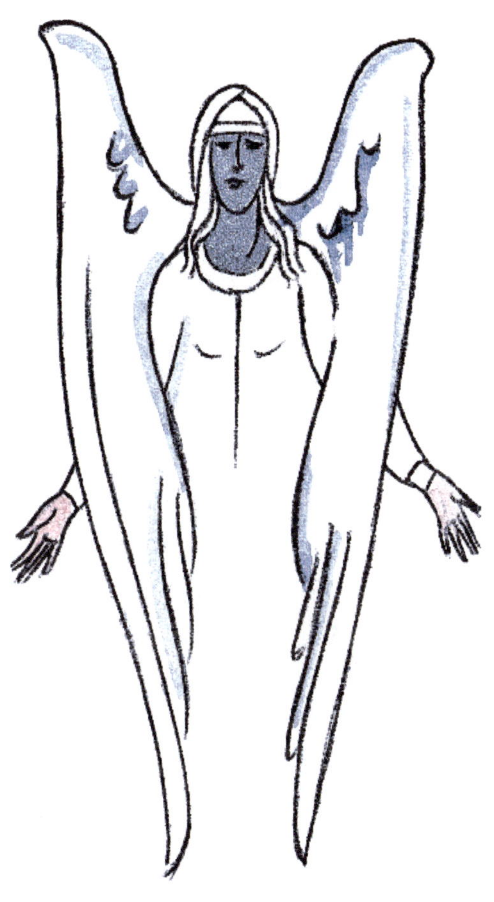

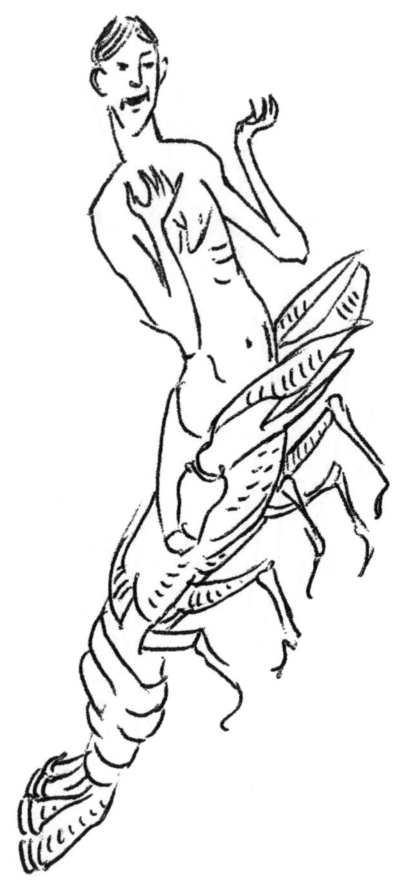

31. Skurilität/Rücksichtslosigkeit

„Alles soll sich um mich und mein Leben drehen... Mit meinem eigenen Geheule will ich sie belästigen und Mitleid einkassieren...

Je mehr ich bedauert werde, umso wohler fühle ich mich...

Auf diese Weise ziehe ich große Aufmerksamkeit auf mich und alles dreht sich um mich."

31. Menschenwürde

„Ich wandere durch Höhen und Tiefen an Gottes Seite und freue mich an seiner Schöpfung teilzunehmen. Ich verletze niemanden und achte jeden."

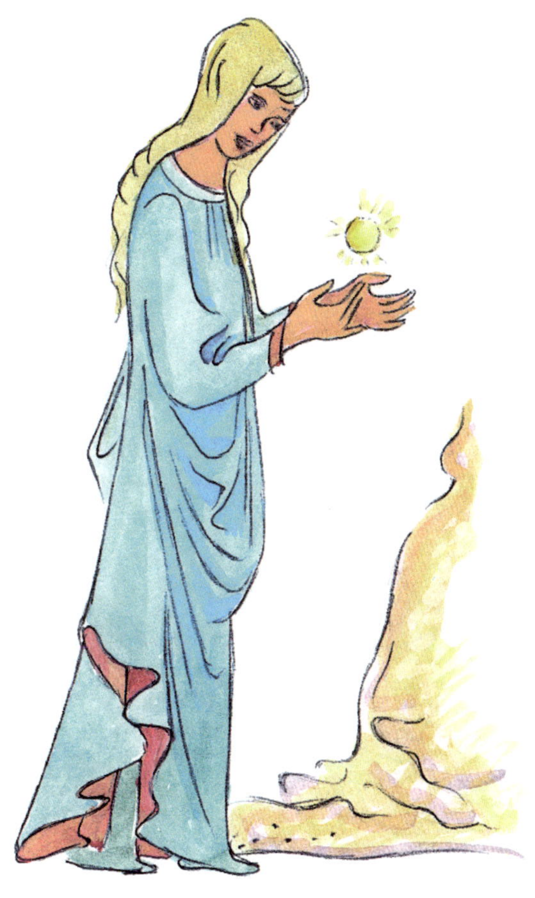

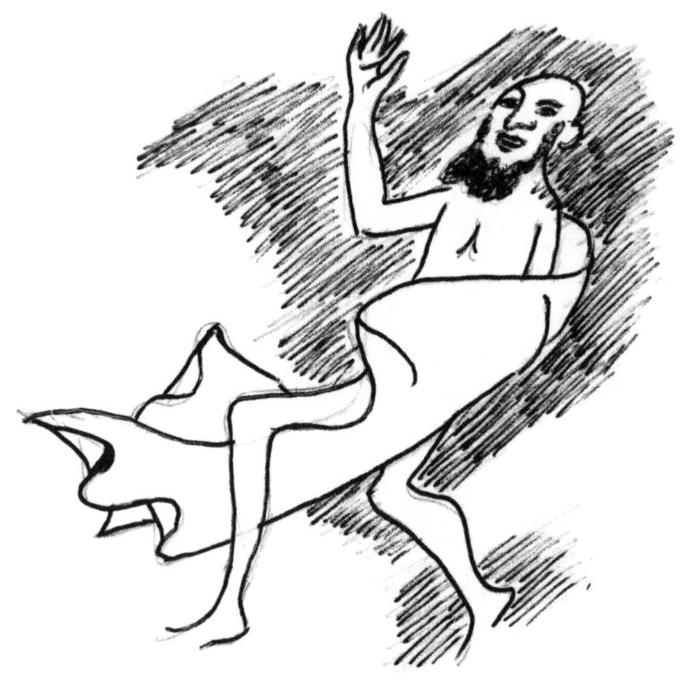

32. *Ruhelosigkeit*

„Überall soll man mich sehen und hören! Dadurch steigt mein Ansehen. Ich bin mit meiner rastlosen Anerkennungssucht wie Gras und Blumen, die in ihrer Schönheit überall wachsen und blühen und sich von allen bewundern lassen."

32. Stabilität

„All dein Tun und Lassen ist sinnlos... Wie eine aufgescheuchte Heuschrecke springst du nutzlos in der Welt umher... Dir fehlt sowohl die Kraft der Besonnenheit als auch der Krug des rechten Maßes. Dein Leben gleicht dem der aufgescheuchten Spatzen, die von Unruhe getrieben hin und her fliegen und keine Heimat finden."

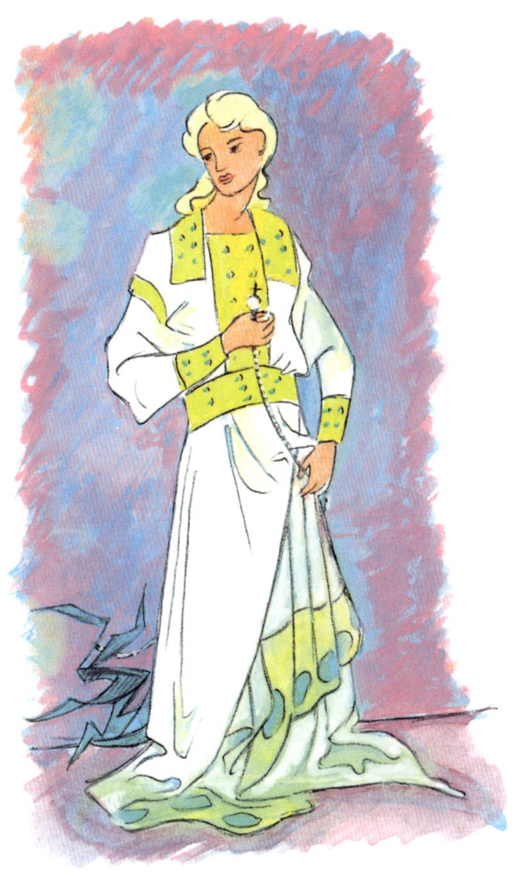

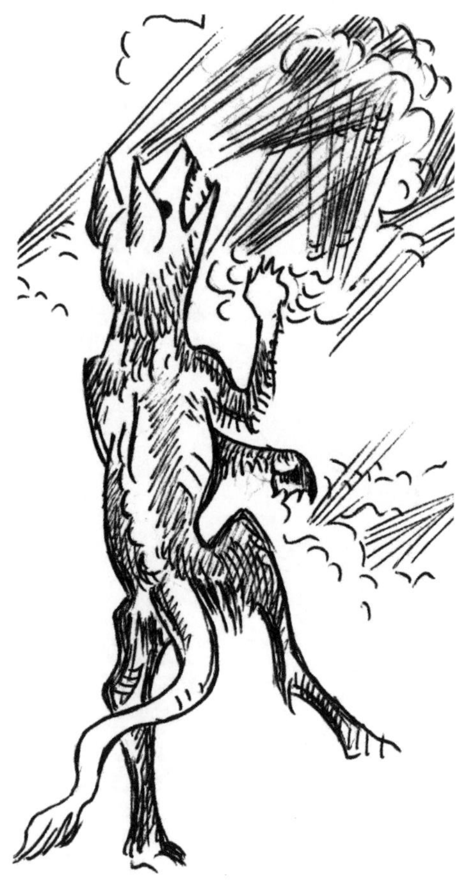

33. Magie/Okkultismus

„Mit unserem Forschungsdrang haben wir alle Naturkräfte unter Kontrolle. Überall üben wir unsere Macht aus. Wir beherrschen alles Leben auf und unter der Erde sowie auch alle Lebewesen im Meer und in der Luft."

33. Gottesverehrung

„Gott möchte von dir und von mir verehrt werden, weil Er uns das Leben gegeben hat und erhält. Du, Magie, bist wie ein Kreis ohne Mittelpunkt! Eine Quelle ohne Urquell!... Du hast dem Menschen durch deine verantwortungslosen Experimente die Würde genommen, in dir ist der Name deines Gottes ausgelöscht."

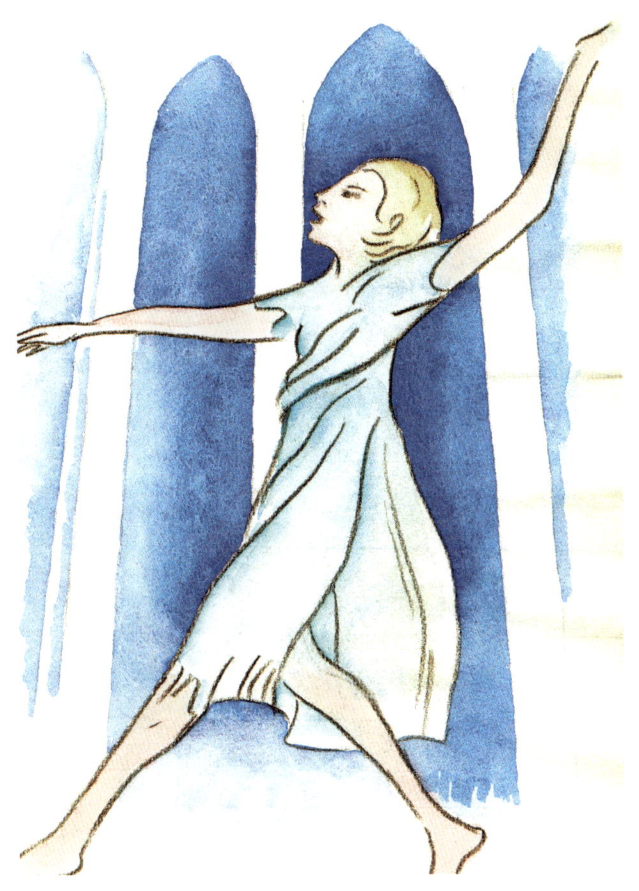

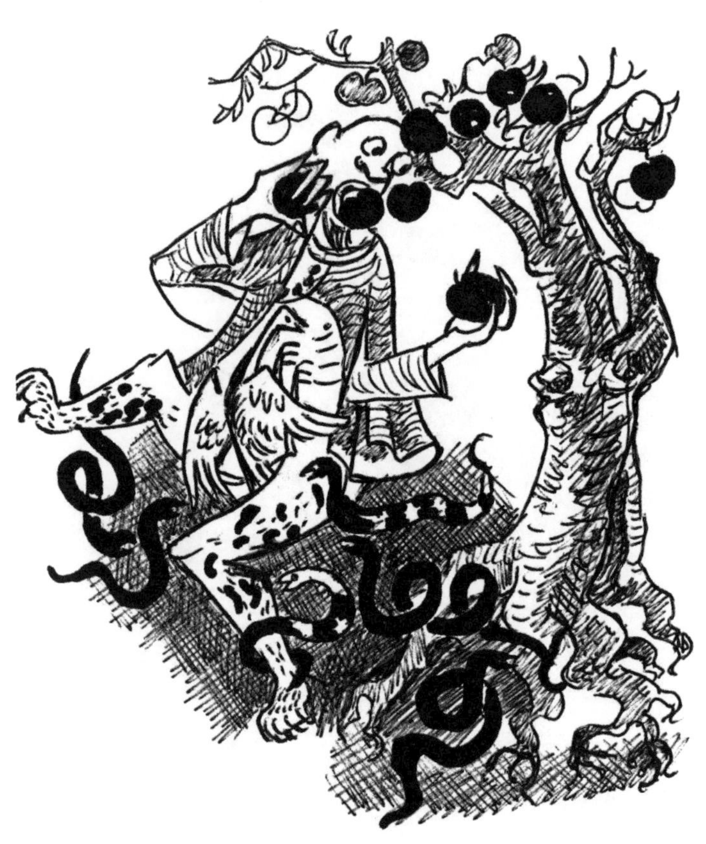

34. Habsucht

„Soviel ich kann, reiße ich an mich und sammle es in meinem Tresor... Es kann doch keine Sünde sein, wenn ich mir meine Schätze von den Menschen raube, die sowieso schon mehr haben, als sie brauchen..."

34. Genügsamkeit

„Ich throne über den Sternen und freue mich an Gottes Güte... Wenn ich bei meinem Gott bin, dann küsst mich die Sonne. Wenn ich Gott liebend umarme, schließe ich den Mond in mein Herz. Ich bin mit dem zufrieden, was auf der Erde wächst. Warum soll ich mir mehr wünschen, als was ich brauche?“

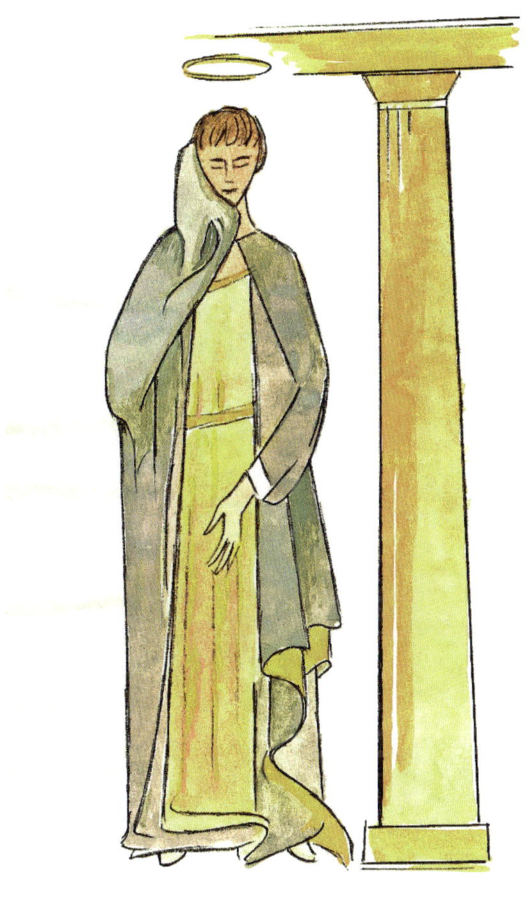

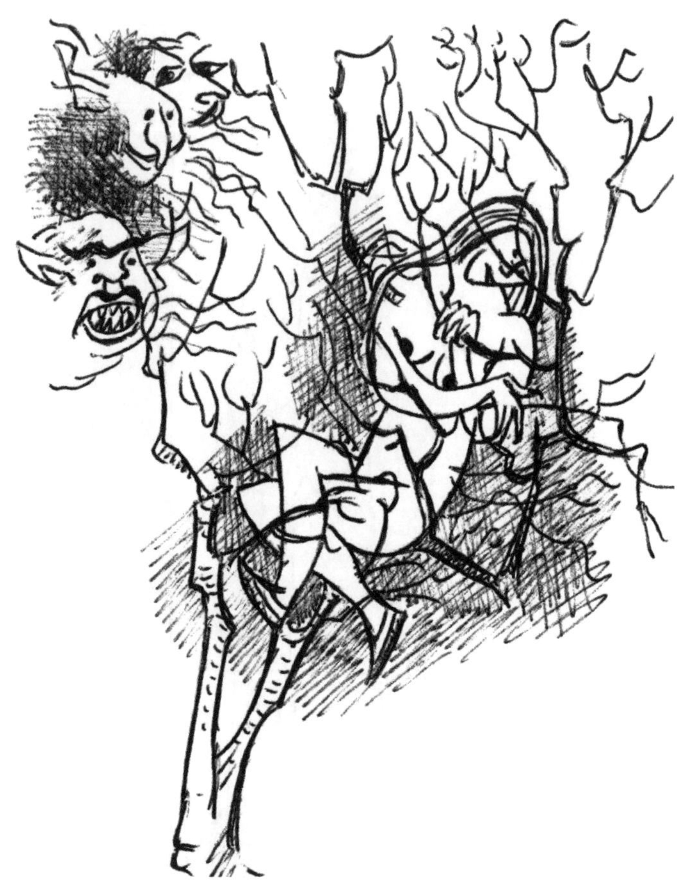

35. Trauer/Depression

„Weh mir, dass ich geboren bin! Was für ein Leben!... Zum Unglück bin ich geboren und zur Traurigkeit geschaffen... Ach, was nützt das Leben ohne Freude, und warum bin ich geboren, wenn mir nichts Gutes in diesem Leben zustößt?“

35. Himmlische Freude

„Ich habe hier schon den Himmel auf Erden, weil ich alles, was Gott geschaffen hat, bewahre, während du die Schöpfung zerstörst und vernichtest. Ich drücke die blühenden Rosen, die Lilien und die ganze grünende Lebensfrische zärtlich an mein Herz und lobe Gottes Werke."

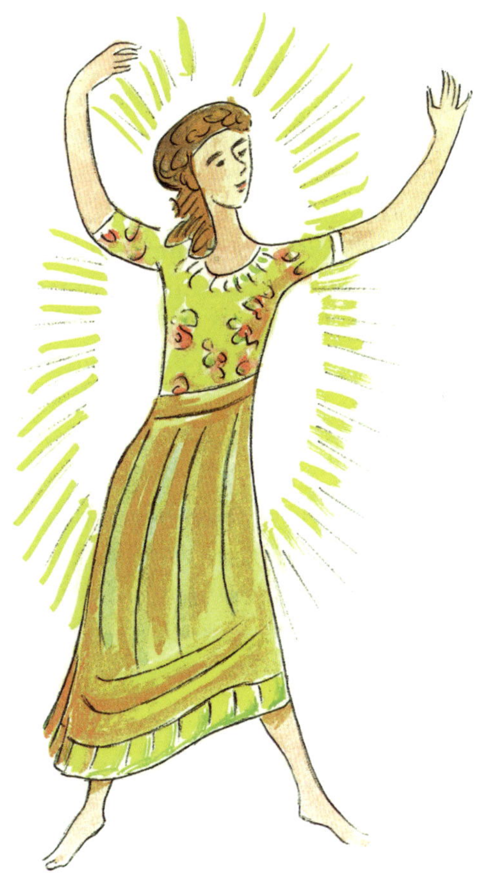

27. Hildegard-Fasten – ein Universalheilmittel für Körper, Seele und Geist

Wie wir bereits durch Hildegard erfahren haben, wird das Programm für unsere Gesundheit und unser Leben bereits im Leben vor unserem Leben, in der Schwangerschaft und Kindheit von unseren Eltern geschrieben. Glückliche Kinder haben glückliche Eltern, die sich auf ihre Kinder gefreut haben und ihnen maximal 22 spirituelle Werte von der Liebe Nr. 1 bis zur Kunst des einfachen Lebens Nr. 22 als spirituelle Mitgift vererben können.

Die neuesten Forschungsergebnisse der Epigenetik (griechisch „epi“ = „über“; die Wissenschaft über die Kontrolle der Gene) bestätigen heute, dass die Programme unserer Eltern die epigenetische Regulation über unsere Erbanlagen steuern und damit Einfluss auf unsere Gesundheit, das Wachstum sämtlicher Körperzellen, die Stärke unserer Abwehrkräfte und unser Wohlbefinden nehmen.

Im allerschlimmsten Falle kann aber das Lebensprogramm von 22 Laster beeinflusst sein, die zu unzähligen Autoaggressionskrankheiten führen können. Das giftige

Gebräu aus materieller Gier, Wut und Aggression, Lügen und Betrügen zerstört nicht nur unsere Gesundheit, sondern führt zu einer Kettenreaktion folgenschwerer Fehlentscheidungen im Laufe unseres Lebens: Falsche Berufswahl aus Geldgier (Nr. 1), Unheilbarkeit aus Frustration und Resignation (Nr. 5), Orientierungslosigkeit aus Mangel an Visionen (Nr. 7), falsche Partnerwahl aus sexuellen Gründen (Nr. 22), Einsamkeit aus der Unfähigkeit zu lieben. Wer aus diesem Teufelskreis aussteigen will, braucht eine bahnbrechende Neuorientierung wie das Hildegard-Fasten. Es ist die beste Gelegenheit, die 35 spirituellen Kräfte zu aktivieren, um die alten Programme zu überschreiben, die zu diesem chaotischen Lebensstil geführt haben.

Den meisten Menschen ist dieser große Schatz gar nicht bekannt, weil diese Kräfte im normalen Leben durch die Laster verschüttet sind. Kein Geld dieser Welt, kein Besitz und kein Mensch kann Sie glücklicher machen als die Transformation der Laster in Tugenden durch das Hildegard-Fasten. Beim Fasten werden wir leichter und steigen für eine kurze Zeit aus der materiellen in die spirituelle Welt, um hier vielleicht zum ersten Mal die spirituellen Visionskräfte kennenzulernen, mit denen wir selber ein glückliches, sinnvolles und liebevolles Leben gestalten können. Auf einmal fallen uns die Schuppen von den Augen und wir sehen eine Welt voller neuer Möglichkeiten und Wunder, nach denen wir uns unser ganzes Leben gesehnt haben. Neuerdings hat auch die moderne Medizin entdeckt, dass Fasten ein wahrer Jungbrunnen für körperliche Frische und Schönheit ist. Das Wort „fasten" aus dem Gotischen „fastan - fest" wurde im Mittelalter im Sinne von „festhalten - an Fastenregeln festhalten" verwendet. Zum ersten Mal wurde das Hildegard - Fasten 1983 in Bodman am Bodensee durchgeführt. Seitdem erfreut sich das Hildegard-Fasten größter Beliebtheit, vor allem als Methode zur Beseitigung von psychischen Risikofaktoren, Blockaden und psycho-sozialen Fehlern. Im klassischen Hildegard-Fasten können 28 von 35 Laster in 28 psycho-soziale Stärken oder Tugenden transformiert werden.

Darüber hinaus dient das Fasten religiösen Erfahrungen, um in die Nähe Gottes zu gelangen oder als Werkzeug, um sich von dämonischen Einflüssen, lästigen Gewohnheiten, Abhängigkeiten und Zwängen zu befreien. Nachdem der große Fastenmeister Jesus durch ein 40 -tägiges Fasten den teuflischen Versuchungen widerstanden hatte, war er in der Lage, die größten Heilungen und Wundertaten zu vollbringen. Außer dieser mystischen Dimension kann auch der Körper von seinen Belastungen und Schlackenstoffen befreit werden, die beim ständigen Abbau unserer mehr als 50 Milliarden Körperzellen entstehen. Einige chemische Medikamente werden durch Fasten überflüssig, weil sich durch das Fasten erhöhte Harnstoff- und Cholesterinwerte sowie erhöhte Blutdruckwerte normalisieren. Insgesamt ist das klassische Hildegard-Fasten ein Universalheilmittel für Körper, Seele und Geist.

28. Die Praxis des Hildegard-Fastens

Beim Hildegard-Fasten verzichtet man auf alle überflüssigen Speisen und Getränke, die Zigaretten schmecken nicht mehr und die meisten chemischen Arzneimittel werden überflüssig. Der Bluthochdruck sinkt durch die Reinigung der Blutgefäße, der Cholesterin-, Harnsäure- und Zuckerspiegel normalisieren sich. Es gibt kaum eine bessere, einfachere und schnellere Methode, um wieder geistig, seelisch und körperlich in Form zu kommen. Darüber hinaus wird der Körper durch richtiges Hildegard-Fasten von Gift- und Schlackenstoffen befreit, die sich im Bindegewebe und den Gelenken, den Blutgefäßen und auf den Organen abgelagert haben. Durch die Umschaltung auf die innere Ernährung verbrennt der Körper zunächst alle überflüssigen und zerfallenen Zellen, wie arteriosklerotische Eiweißablagerungen in den Gefäßen und Fäulnisstoffe im Darm.

Kein Fasten

Jeder, der nicht akut krank ist und nicht an Gewichtsverlust und Kräfteverfall leidet, kann am Hildegard-Fasten teilnehmen, außer bei folgenden seelischen Risikofaktoren:

Nr. 1 Liebe zum Materialismus,
Nr. 13 Unglückseligkeit,
Nr. 14 Maßlosigkeit,
Nr. 15 Seelenkälte,
Nr. 16 Hochmut,
Nr. 25 Gottvergessenheit und
Nr. 35 Weltschmerz.

Bei diesen sieben Risikoproblemen darf nicht gefastet werden, hier werden andere spirituelle Übungen durchgeführt. In Übereinstimmung mit allgemeinen Fastenerfahrungen sollen daher schwermütige und depressive Menschen, ferner Patienten mit Geistes- und Infektionskrankheiten sowie Krebs- und TBC-Kranke nicht fasten. Darüber hinaus warnt Hildegard vor dem unüberlegten, übertriebenen Fasten sowie vor allen Extremen, auch religiösem Fanatismus und Übertreibungen. Daher sollte das Fasten immer unter der Leitung eines erfahrenen Fastenmeisters stehen, der in der Lage ist, die Fastenden seelisch und medizinisch zu betreuen.

Fastenkrisen

Durch die vorübergehende Anhäufung von Giftstoffen im Blut kann zum Teil eine heftige Fastenkrise ausgelöst werden. Die rheumatischen Schmerzen verstärken sich und der Fastende leidet an Kopfschmerzen, Schwindel und Kreislaufschwäche. Besonders in den ersten drei Tagen müssen die Fastenden daher Tag und Nacht mit Rat und Tat vom Fastenmeister betreut werden. Wie jeder Fastenteilnehmer am eigenen Leib erfahren kann, reinigt sich der Körper im Fasten über die Haut.

Alle Schleusen werden geöffnet, um die Schwarzgalle, die Schlacken- und Giftstoffe wieder loszuwerden. Die Zunge sondert einen gelbbraunen Belag ab, aus allen Poren kommt ein furchtbarer Gestank, der durch das Ausschwitzen von Gallensäure und ihren Salzen herrührt. Hier kann die Sauna die Entgiftung gründlich unterstützen.

Die drei Möglichkeiten des Fastens

In der Praxis haben sich drei verschiedene Fastenformen mit unterschiedlichem Schwierigkeitsgrad bewährt:

A. Dinkelfasten,
B. Dinkel-Reduktionskost und
C. Hildegard-Fasten.

A. Dinkelfasten

Das Dinkelfasten ist die leichteste Form. Es erfolgt mit einer vier- bis sechswöchigen konsequenten Basisdiät mit Dinkel, Obst und Gemüse und kann von jedermann durchgehalten werden.

Beim Dinkelfasten wird dreimal am Tag Dinkel in irgendeiner Form verzehrt (siehe Rezeptteil), wobei auch Gemüse, Obst und Salate in der breitestmöglichen Palette, den Jahreszeiten angepasst, auf dem Speiseplan stehen.
Ein Übermaß an tierischem Eiweiß und Milcheiweiß sowie zu fettreiche Speisen sind zu meiden. Die Fastenden sollen sich mindestens eine Stunde pro Tag in irgendeiner Form an der frischen Luft bewegen, wobei auch Tanztherapie, Gymnastik, Atmungs- und Haltungstherapie (Zilgrei), Qigong und andere bewährte Bewegungstherapien auf dem Plan stehen können.

Konflikte (Folgen von Überlastung, Frustration, Ärger, Angst, Ehrgeiz) und andere Stressformen, die zu funktionellen und organischen Störungen führen können, lösen sich beim Fasten spielerisch auf.

Diese Form des Fastens kann für eine lange Zeit durchgeführt werden. Manche Menschen entscheiden sich für diese Form des vegetarischen Lebensstils ein ganzes Leben lang. Auf Basis von Dinkel, Obst und Gemüse besteht bei dieser Kost keine Gefahr für Leib und Seele.

B. Dinkel-Reduktionskost

Die zweite Fastenform ist die Dinkel-Reduktionskost. Dabei isst man im zweitägigen Wechsel die normale Hildegard-Küche, an Reduktionstagen ausschließlich Dinkelbrot und Fencheltee, wobei auch Kopfsalat mit Dinkel zum Mittagessen gereicht werden kann. Auf tierisches Eiweiß, Milcheiweiß und tierisches Fett (Butter) sollte an den Reduktionstagen verzichtet werden. Von dieser Reduktionskost kann man sich lange Zeit, bis zu sechs Monate lang, ohne jegliches Gesundheitsrisiko ernähren. Besonders bei Übergewichtigen und Bluthochdruckpatienten sowie bei Stoffwechselkranken ist diese milde Methode sehr beliebt. Es entsteht weder ein Hungergefühl, noch wird der Appetit stimuliert, da am Reduktionstag nach Bedarf Dinkelbrot und Fencheltee beziehungsweise Dinkelkaffee in beliebiger Menge zur Verfügung stehen.

Da an den Reduktionstagen keine tierischen Eiweiße und Fette gegessen werden, ist der Körper gezwungen, seine eigenen Eiweiß- und Fettspeicher abzubauen, wobei sowohl eine Gewichtsreduktion als auch eine Entschlackung und Umstimmung bei ernährungsbedingter

Überernährung erfolgt. Auch diese Fastenform kann über eine lange Zeit durchgeführt werden. Es besteht keine Gefahr für Leib und Seele, diese Fastenform drei Monate lang durchzuhalten.

Ernährungsplan bei Dinkel-Reduktionskost im zweitägigen Wechsel:
Erster Reduktionstag:
Normale Hildegard-Küche mit Dinkel, Obst und Gemüse, also abwechslungsreiche Mischkost, wobei auch Fleisch und Milcheiweiß als Beilagen gereicht werden können.
Zweiter Reduktionstag:
Morgens: Habermus mit Apfelkompott, Zimt und Dinkelkaffee
Mittags: Kopfsalat mit Dinkelkörnern, Dinkelreis, Dinkelgrießsuppe, Dinkelschrotbrei, Dinkelnudeln ohne Ei
Abends: Dinkelbrot und Fencheltee

C. Hildegard-Fasten

Das Hildegard-Fasten ist die schwierigste Fastenform. Daher sollte es am besten nicht allein, sondern – wenn man das erste Mal fastet – unbedingt in einer Gruppe durchgeführt werden. Beim Hildegard-Fasten wird nichts gegessen, nur getrunken für acht bis zehn Tage mit einem Fastengetränk, das nach dem Subtilitätsprinzip ausgesucht wird.

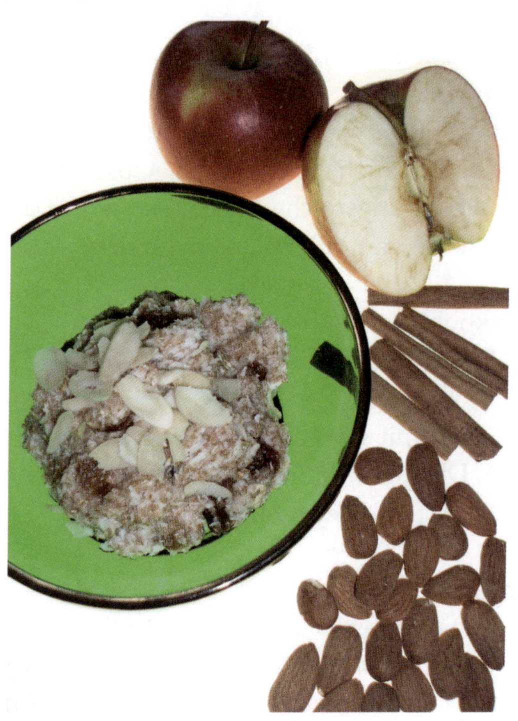

Habermus

29. Fasten-Ernährungsplan

Morgens: Dinkelkaffee, Fencheltee mit einem Teelöffel Honig

Mittags: Gemüse-Fastensuppe mit Dinkel

Rezept: *1 l Wasser, 2 Esslöffel Dinkelgrieß, 300 g Gemüse (Fenchelknolle, grüne Bohnen, Karotten, Sellerie, Petersilienwurzel, Kürbis, Zucchini), gehackte Kräuter (Petersilie, Dill, Zwiebel, Kerbel, Liebstöckel), Gewürze (Bertram, Quendel, Galgant, Muskat), 1 Prise Ursalz (Mengenangaben für zwei Personen).*

1. Im kochenden Salzwasser die Zutaten weich kochen,
2. die Kräuter und Gewürze zugeben,
3. alles fein pürieren, nochmals abschmecken und den Grieß rieselnd einrühren,
4. ein paar Minuten weiter köcheln lassen.

Abends: Fencheltee mit Apfelsaft oder Dinkelkörnerbrühe

Rezept: *1 Tasse Dinkelkörner, 300 g Gemüse (Fenchelknolle, Sellerie, Bohnen, Karotten, Rote Bete, Petersilienwurzel), feingeschnittene Kräuter und Gewürze (siehe oben).*

Zwanzig Minuten kräftig in 1 l Wasser aufkochen, absieben und warm trinken.

Nach dem Fasten

Mindestens drei Tage nach dem Fasten Dinkel, Obst und Gemüse. Kein Fleisch!

Morgens:
Habermus
Rezept: *2 Tassen Wasser und 1 Tasse Dinkelhabermus*
5 Minuten kochen lassen.
1 geschnittener Apfel, je 2–3 Messerspitzen Galgant, Zimt, Bertram und 1 Teelöffel Honig zufügen.
Vor dem Servieren mit 1 Esslöffel Flohsamen und gehackten süßen Mandeln bzw. Kokosflocken bestreuen.
Dazu Dinkelkaffee.

Mittags:
Dinkelkopfsalat
Rezept: 1 Kopfsalat waschen und trocknen, 3 gehäufte Esslöffel gekochte, kalte Dinkelkörner dazugeben. Alles klein schneiden und mit 2 Esslöffel Weinessig, 4 Esslöffel Sonnenblumenöl und etwas Rohrzucker gut vermischen.

Dazu: Dinkelreis, Dinkelnudeln, Dinkelgrießsuppe, Dinkelspätzle in Gemüse- oder Hühnerbrühe.

Abends:
Vegetarische Brotaufstriche aus Kichererbsen, Rote Bete, Edelkastanien

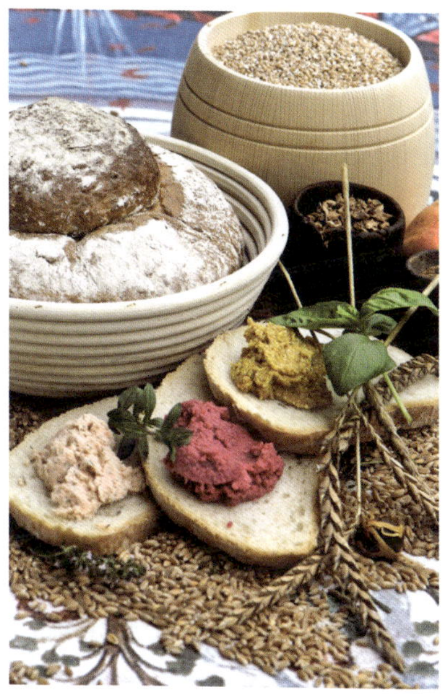

Vegetarische Brotaufstriche aus Kichererbsen, Rote Bete, Edelkastanien

30. Hildegard-Heilmittel beim Fasten

Während des Fastens sollten keine Arzneimittel genommen werden, mit Ausnahme von einigen Hildegard-Heilmitteln, um die Fastenkrisen zu überbrücken. Das Hildegard-Fasten ist im Vergleich zu allen anderen Methoden sehr mild, weil es ohne drastische Mittel wie Glaubersalz, Bittersalz oder Colonhydrotherapie durchgeführt wird. Zum Fasterfolg tragen die folgenden Hildegard-Fastenhilfen bei.

Ingwer-Ausleitungskeks

Mit dem Hildegard-Ausleitungskeks erreicht man bei allen drei Fastenformen ein mildes Umschalten auf die körpereigene Selbstversorgung aus den Schlacken des Bindegewebes, wobei nur die schlechten Säfte den Körper verlassen und die guten Säfte erhalten bleiben. Durch diese milde Ausleitungsmethode, die für Gesunde und Kranke gilt, vermeidet man die bei anderen Fastenmethoden - insbesondere bei denen mit Glaubersalz durchgeführten - auftretenden unangenehmen Fastenzwischenfälle: Kreislaufzusammenbruch, Ekelgefühl, Ohnmacht und Herzrhythmusstörungen.

Bei Hildegard steht geschrieben: „Die Ingwerkekse sollen aber die Menschen gebrauchen, die weder völlig gesund noch völlig krank sind. Es bringt ihnen Gesundheit. Aber auch solche, die völlig gesund sind, können es nehmen, weil es ihnen die Gesundheit erhält, dass sie nicht krank werden, ebenso auch die, welche infolge Aufnahme von abwechslungsreicher und zuviel Nahrung fette, an Schleim reiche Säfte in sich haben, denn er beseitigt die erdigen Bestandteile, die Hefen und die fauligen Stoffe in ihren Säften… Er entfernt die schädlichen Schleime aus dem Magen und reinigt ihn, damit er im Sommer nicht krank wird. Hat ein Mensch irgendetwas gegessen, wonach er Magenbeschwerden fühlt, soll er den Keks im Oktober gebrauchen. Aber auch sonstige Heilkräuter kann jedermann in den genannten Monaten zweckmäßiger brauchen als in den anderen Monaten."

Fenchel-Tabs Bio

Fenchel ist ein Universalheilmittel, das heißt, für alles gut, auch beim Fasten. Er unterstützt die Entschlackung des Darms und die Entgiftung der Haut, sorgt für besseren Körper- und Mundgeruch, hilft bei Verstopfung, sorgt für gute Durchblutung, verbessert die Sehkraft, macht fröhlich und hilft bei Magenschmerzen. Man nimmt täglich drei bis fünf Fencheltabletten. Diese Bio Fenchel-Tabs enthalten 51% Fenchel, keinen Milchzucker und kein Talkum.

Galgant-Tabs oder Fenchel-Galgant-Tabs

Fastenkrisen lassen sich rasch mit Galgant beseitigen. Galgant ist gut gegen Herzschmerz, Herzschwindel, Herzschwäche, extreme Müdigkeit, Blähungen, Magendruck und Verdauungsbeschwerden. Jeweils eine Tablette langsam auf der Zunge zergehen lassen. Die Galgant-Tabs enthalten 70% Galgant, keinen Milchzucker und kein Talkum. Die Fenchel-Galgant-Tabs enthalten 40% Galgant und 30% Fenchel, ebenso keinen Milchzucker und kein Talkum.

Petersilien-Elixir Bio

Dieses Elixir hat sich speziell bei Fastenkrisen, Herzschwindel, Herzschmerzen, Schwächezuständen und niedrigem Blutdruck bewährt. Hin und wieder ein Likörglas täglich, gegebenenfalls nach den Galgant-Tabs oder nach dem Essen.

Virita Wermut-Elixir Bio

Virita Wermut-Elixir Bio ist ein Universalmittel zur Verhütung von Arteriosklerose; Durchblutungsförderung aller Ausscheidungsorgane (Leber, Darm, Niere); Entgiftungs- und Entschlackungsmittel von Bindegewebe und Gefäßen. Jeden zweiten Tag ein Likörglas (20–40 ml) vor dem Frühstück.

Hildegard-Zahnpflege

Morgens – Zahn-Kneipp: Mit kaltem Wasser Zähne putzen ohne Zahnpasta.

Abends – Rebaschenwein: Vor dem Schlafen mit einem Schluck dieses Weins Zähne schäumend putzen und danach die Flüssigkeit ausspucken.

Irrigator oder Einlauf

Er hilft einerseits, die Fastenkrisen besser zu überstehen (Kopfschmerzen, Hungergefühl, Rheumaschmerzen), andererseits nutzt er auch, um einer Erkältung oder Virusgrippe mit leichtem Fieber standzuhalten.

Und so wird es gemacht: Den Irrigator mit knapp einem Liter körperwarmen Wasser oder Fencheltee füllen,

Luftblasen im Schlauch durch Probelauf im Waschbecken entfernen. Schlauch und After gegebenenfalls mit Kokosbutter einfetten. Den Irrigator an einen Wandhaken hängen. Auf ein Badetuch knien, mit den Ellbogen abstützen, das eingefettete Schlauchende tief in den After einführen und das Wasser einlaufenlassen. Entspannen, tief ein- und ausatmen (Zwerchfell-Atmung). Sobald sich das Wasser im Darm befindet, die Popobacken für zwei bis fünf Minuten zusammenkneifen, warten bis es zu einem heftigen Drang zur Darmentleerung kommt. Mehrere Male entleert sich der Darm und ein befreiendes Gefühl breitet sich aus. Alle zwei Tage wiederholen!

Tagesablauf

7:00 Uhr: Aufwachen, trocken bürsten, heißes und warmes Duschen im Wechsel
7:30 Uhr: Morgengymnastik, Waldlauf
8:00 Uhr: Frühstück mit Kräutertee und Dinkelkaffee
9:00 Uhr: Tagesseminar über die 35 Laster und Tugenden
12:00 Uhr: heiße Fastenbrühe oder Dinkelgrießsuppe
12:30 Uhr: Mittagsruhe mit Leberwickel (Heublumenpackung oder Wärmflasche)

14:30 Uhr: Kräutertee
15:00 Uhr: Wanderungen oder Spaziergänge
20:00 Uhr: Abendprogramm mit Hildegard-Themen
22:00 Uhr: Darmspülung mit Fencheltee oder warmen Wasser

Warmwassertreten und Nachtruhe

Leberpackung (Leberwickel)

Die Leberpackung mit einer Warmwasserkompresse unterstützt die Leber bei ihrer gewaltigen Stoffwechselarbeit aus der „inneren Ernährung“ und bei der verbesserten Ausscheidung von Stoffwechselschlacken. Besonders das Bindegewebe wird durch das Fasten kräftig entschlackt und die Gifte über die Leber ausgeschieden. Dabei kann es passieren, dass die Leber dem Ansturm der Gifte nicht gewachsen ist, sodass die Schlacken direkt ins Blut weitergegeben werden. Daraus resultieren die leichten Fastenkrisen, Unpässlichkeiten, die schnell vorübergehen, spätestens nach dem dritten oder vierten Fastentag: Kopf- oder Gelenkschmerzen, Hautausschläge oder Ausscheidungen über die Nase, Lunge oder die Haut.

Zur Unterstützung der Leber legt man daher nach dem Mittagessen zum Mittagsschlaf eine feuchtwarme Leberpackung auf die Leber (rechts unter die untere Rippe): feuchtwarmes Tuch, darauf eine Wärmflasche, mit trockenem Handtuch abdecken und eine halbe bis eine Stunde liegenlassen. Die Leberpackung kann auch bei Bauchschmerzen oder Schlafstörungen aufgelegt werden.

Saunatherapie

Besonders hilfreich für die Seele sind Reinigungen und Heilungsmethoden, die über die Haut wirken, wie z.B. Saunaanwendungen, Bäder, Massagen und Bürstenmassage. Voraussetzung ist ein stabiler Kreislauf. Dabei wird der Körper nicht nur besser durchblutet, sondern auch über die Haut durch Schwitzen entgiftet. Wir empfehlen allen unseren Fastenden während des Fastens die Sauna mit Edelkastanienaufgüssen (ein Extrakt aus Edelkastanienblättern und Edelkastanienrinde), um über die Haut zu entgiften. Zur Stabilisierung und Harmonisierung der Nerven haben sich Zypressen-Bäder mit dem Extrakt aus Zypressenzweigen bewährt.

Fastensegen

Das Fastenbrechen ist eine ganz besonders festliche Angelegenheit. Im Kerzenschein wird der Fastensegen gesprochen und es gibt zum ersten Mal wieder etwas zu essen: einen duftenden Bratapfel mit Honig, Zimt und süßen Mandeln. Fasten macht fröhlich und ganz besonders in einer „Hildegardischen Fastenrunde".

Jeder hat am eigenen Leib erfahren, wie mühelos man eine Woche ohne Essen auskommen kann und wie wohl man sich dabei fühlt. Dieses Erfolgserlebnis, es durchgestanden und geschafft zu haben, vermittelt automatisch eine ganze Portion Glückseligkeit.

31. Stille, Einsamkeit, Kontemplation und Transformation

Die Stille ist eine tiefe Form des Gebets ohne Worte. Als Reisevorbereitung in diese Stille eignet sich eine praktische Übung des Franziskaners Richard Rohr aus Santa Fe, New Mexico, ganz besonders gut zum Fasten. Ich möchte Sie bitten, diese Übung zu wagen. Stellen Sie sich vor, Sie sitzen am Ufer eines schönen Flusses oder Sees und beobachten, wie die Boote an Ihnen vorbeiziehen. Stellen Sie sich vor, dass jeder Gedanke, jedes Gefühl ein Boot sei, das auf diesem Fluss schwimmt. Dieser Strom muss fließen, weil die Gedanken und Gefühle Ihr Selbstbild sind und Ihre Identität. Jetzt sitzen Sie am Ufer und betrachten jeden Gedanken, jedes Gefühl als Boot auf diesem Fluss. Geben Sie jedem dieser Boote einen Namen und lassen Sie es dann ganz sanft weitertreiben. Sagen Sie jedem Boot zum Abschied: „Ich kenne dich zwar, aber das bin nicht ich." Verurteilen Sie diese Boote nicht, hassen Sie sie nicht. Lassen Sie sie ruhig weiterziehen. Wenn ein Gefühl kommt, das Sie vereinnahmt, geben Sie ihm einen Namen und lassen Sie es wieder ziehen. Bei vielen Menschen tauchen dann Fragen auf: „Wer bin ich denn mit all meinen Gedanken? Ich weiß es nicht! Wer bin ich ohne mein Gefühl? Wer werde ich sein, wenn ich einmal tot bin? Wer war ich, bevor ich dachte?" Genau dieses müssen wir entdecken. „Wie waren wir, bevor wir eine Rolle übernommen haben? Welchen Erfolg haben wir gehabt oder welche Fehler gemacht? Was sind Erfolge und Fehler, wenn wir an ihnen festhalten?" Dann stehen sie uns im Wege. Sie werden zu einem Charakterpanzer, der uns zu einem guten oder zu einem schlechten Image verhilft. Wenn die Gedanken verschwunden sind, kehren wir von ganz allein an den Ort zurück, der unsere Mitte ist, die Stelle, wo wir mit dem Göttlichen verbunden sind. Ganz ungeschützt stehen wir da und fürchten uns dann, in die Bedeutungslosigkeit abzugleiten.

Jetzt kommen die Boote zum zweiten Mal und sie werden Ihnen sagen: „Siehst du mich nicht? Früher hast du mich doch bestiegen, früher hast du dich doch über deine Frau geärgert, über deinen Chef, du hast fast jeden verurteilt. Jetzt sagst du, du brauchst das nicht mehr?" Und die Boote kommen immer wieder, ein drittes Mal und ein viertes Mal, aber sie kommen nur so lange, wie Sie ihnen Treibstoff geben. Wenn Sie ihnen keinen

Treibstoff mehr geben, kommen sie nicht wieder. Bleiben Sie ruhig am Ufer sitzen und springen Sie nicht mehr auf diese Boote. Vielleicht werden die Boote alle verschwinden. Dann werden Sie erkennen, was ganz tief im Grunde in Ihnen steckt: das Wasser des Geistes, die Liebe, die alles trägt. Diese Liebe können Sie sich nicht durch gute Werke verdienen. Es ist auch nicht die Frage, ob Sie dieser Liebe würdig sind oder nicht, und es kann vorkommen, dass Sie am liebsten selbst in diesen Strom hineinspringen wollen. Sie werden entdecken, dass Sie im Glauben wachsen. Diese Erfahrung hat etwas zu tun mit der Rückkehr ins Paradies, jenen Ort, wo alles eins ist. Sie werden merken, dass alles gut ist.

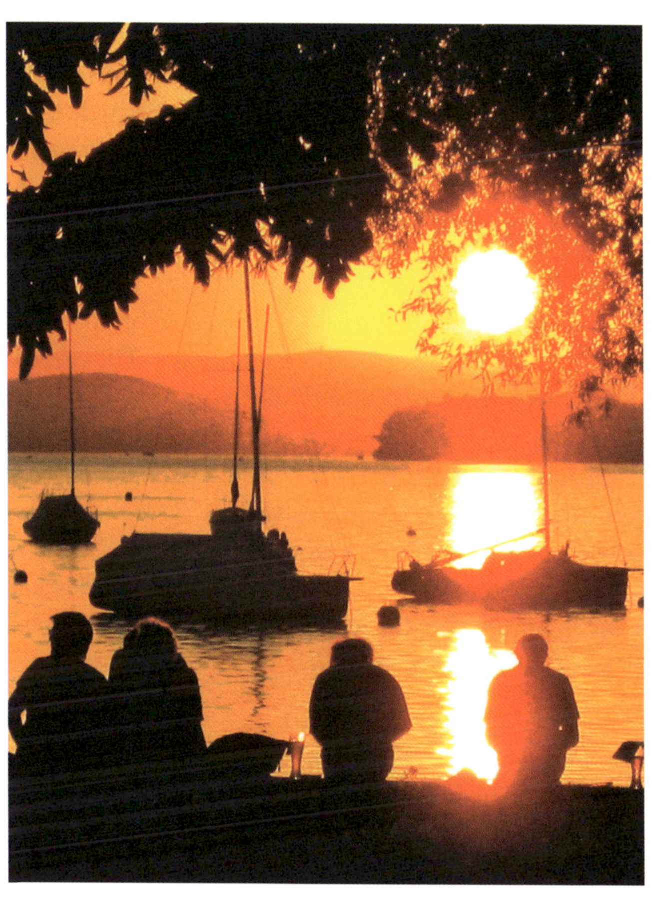

Sonnenuntergang in Allensbach am Bodensee

32. Fasten Feedback: So glücklich können Sie auch sein!

Feedback der Teilnehmer des Heilfastenkurses vom 30. März bis 8. April 2009 in Horn. Diese Rückmeldungen können namentlich veröffentlicht werden. Fragestellung: „Was hat es mir gebracht, was nehme ich mit, wie ist es mir gegangen?"

Monika Ritter-Kleinhans, Schömberg (D)
Eine Fastenrunde in fröhlicher Runde mit liebevollen Menschen. Von Hunger keine Spur. Leitung von Dr. Strehlow mit der Hildegard-Heilkunde ein Labsal für die Seele. Heim gehe ich mit einem Lachen nicht nur im Herzen, sondern im ganzen Körper. Mit innerer Kraft, die mich durch erlebte Erfahrungen in dieser Woche durchdringt, werde ich meinen Alltag ganz anders angehen und meistern. Ich danke Gott und Hildegard von Bingen und dem so herzlichen Wighard Strehlow, der uns die Hildegard-Visionen für den Alltag und das Leben auf Erden verständlich macht.

Ralf Hörmann, Donsieberg (D)
Tolle Erfahrung beim Fasten in lustiger Runde. Seit Jahren habe ich mich nicht mehr so gut gefühlt. Keine Schmerzen mehr und mein Kopf fühlt sich endlich wieder frei. Betrachte den Glauben dank Wighard in einem besseren Licht.

Anna Brändle, Schweiz
Ich fand das Fastenseminar ausgezeichnet geführt. Der Inhalt der Seminare hat mich begeistert, hat mir wieder viel Neues verständlich gemacht. Ich gehe zufrieden nach Hause – mit guten Gefühlen.

Renate Spranger, München (D)
Das Fastenseminar war eine wunderbare Erfahrung. Ich fühle mich körperlich erfrischt und gesünder. Meine Seele wurde stark positiv berührt. Dieses Erlebnis in der Gruppe möchte ich allen Menschen empfehlen. Es werden neue Lebensperspektiven aufgezeigt. Das tut wohl.

Maria Riemann, Altena (D)
Gute Begleitung, Führung, Erklärung. Gute Gemeinschaft. Erfahrung, dass Fasten nicht schwer ist, sondern gut tut. Hilfe für das weitere Leben. Zusätzliche Angebote wie Schröpfen, Nierenmassage, Blutdruckkontrolle und Konsultationen. Durch das Seminar ist mir vieles wieder klarer geworden. Spaziergänge in schöner Umgebung.

Helga Grüner-Fugmann, Hersbruck (D) *Fastenkur, Arthrose*
Seit Monaten hatte ich Schmerzen im rechten Knie beim Laufen, vor allem beim Aufstehen. In den letzten Wochen

kam noch ein merkwürdiges Gefühl des Festgehaltenwerdens meiner Beine beim Laufen dazu. Ich hatte immer das Gefühl, ich bin mit dem Oberkörper schon viel weiter als meine Beine. Das war sehr unangenehm und irritierend. Deshalb entschloss ich mich im Frühjahr 2010 zu einer Heilfastenkur nach Hildegard von Bingen. Der Erfolg war überraschend gut. Das Gefühl des Festgehaltenwerdens meiner Beine verlor sich während dieser Woche und die Schmerzen im Knie verschwanden auch zusehends. Heute, 6 Monate nach dieser Kur, bin ich noch schmerzfrei.

Marianne Schulte, Wien (A)
Mein erstes Heilfasten. Es ist ganz anders als man es sich vielleicht vorstellt: Das Gesättigtheitsgefühl weicht im Laufe der Tage, ohne dass sich Hungergefühl einstellt. Dafür Leichtigkeit, Fröhlichkeit, Strahlen. Einander unbekannte Menschen lernen sich kennen, schätzen, freunden sich an, teilen ihre Begeisterung. Viele Ideen sprudeln. Und spontan entsteht ein Workshop zur Frage, wie die Wirkung von Hildegard mit vielen anderen Menschen geteilt werden kann. Ich habe mich sehr wohl gefühlt in dieser Runde und Woche. Raus dem grauen Alltagsstress und Getriebensein. Ich habe innere Ruhe gefunden. Danke Dir, Wighard, und Euch allen, die Ihr mitgemacht habt. Das Leben ist schön.

Helga Grüner-Fugmann, Hersbruck (D)
Die ärztliche Betreuung war sehr gut. Das war so beruhigend. Die Vorträge waren gut aufgeteilt und anregend. Der Kosmologieabend hat mir besonders gefallen! Die Stimmung in der Gruppe war besonders heiter und liebevoll, so richtig zum Wohlfühlen.

Uschi Hörmann, Bonsieberg (D)
Freude, eine wunderbare Woche erlebt haben zu dürfen, ohne Verzicht und mit einer liebevollen Führung, die mich sehr beflügelt hat. Von Herzen vielen Dank.

Irene Schulte, Salzburg (A)
Vor Fröhlichkeit strahlend, innerliche Gelassenheit gewonnen, nehme ich neben vielen Hildegard-Kräutern, Elixieren, Dinkelprodukten und Kosmetik mit:
- *Die Erkenntnis, dass Fasten nicht Hungern heißt.*
- *Tiefste Überzeugung, dass Hildegard hilft!*
- *Die Gewissheit, dass ich mit Vorsorge auf dem richtigen Weg bin.*
- *Eine wunderbare Erfahrung, die ich jedem empfehlen kann.*
- *Sie bestärkt meine Freude am Leben.*

33. Nachwort – „Jeder ist seines Glückes Schmied."

Die Zukunft unserer Gesundheit hängt nicht vom Zufall ab oder den vererbten Genen, sondern, wie von Hildegard bereits vor 850 Jahren beschrieben, von einer gescheiten Ernährung und einem sinnvollen Lebensstil. Zur Realisation dieser gesundheitlichen Möglichkeiten brauchen wir den festen Willen zur Transformation der seelischen Risikofaktoren in seelische Heilkräfte – mit Hilfe der hier beschriebenen Hildegard-Texte und -Bilder zu den Tugenden und Lastern.

Es genügt nicht, nur den Stress zu vermeiden, um das Pendel von rechts nach links ausschlagen zu lassen. Wir brauchen die Liebe als stärkste Kraft und mit ihr das Gefolge von 34 anderen Lebenskräften. Jetzt erst können die Signale durch die epigenetische Kontrolle in jede Körperzelle eindringen, um die richtigen Gene zu aktivieren, die für das Wachstum, das Immunsystem und die Gesundheit verantwortlich sind. Mit Hilfe dieser Tugendkräfte sind wir in der Lage, neue Programme zum Überleben zu schreiben. Die Gene brauchen diese Signale als Lebensenergie aus der göttlichen Matrix des Universums, um gesunde Zellen für den ganzen

Organismus zur Verfügung zu stellen. In dem Moment, wo die Transformation stattfindet, werden in unserer Seele explosionsartig diese seelischen Heilungskräfte entfesselt, die für die Erhaltung der Gesundheit, des Wohlbefindens und des Lebens notwendig sind. Gene haben nur eine Aufgabe: Eiweiße herzustellen für neue Körperzellen, um alte abgestorbene Zellen zu ersetzen.

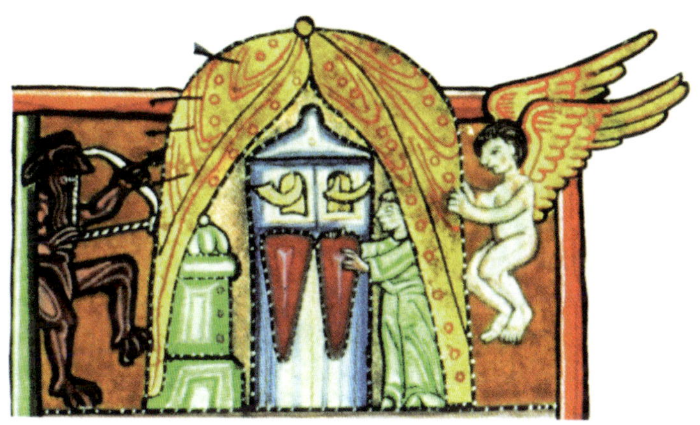

Unter dem Schutz Gottes: Die Seele im goldenen Zelt

34. „Ich gestalte meinen Tag."

Wird dieser Vorgang durch negative Signale aus einer miserablen Ernährung oder durch negative Kräfte eines materialistischen Lebensstils behindert, können die abgestorbenen Körperzellen nicht ersetzt werden und es entstehen Krankheiten. Jede Krankheit, jede Verletzung, jede Demütigung und jeder Schicksalsschlag ist aus dieser Sicht nicht nur eine Tragödie, sondern auch eine einzigartige Chance, die Risikofaktoren zu beseitigen und in Lebenskräfte zu transformieren. Dieses Buch kann eine große Hilfe sein, diese Radikalkur durchzuführen, um den Lebenssinn und das Lebensziel zu erreichen: bedingungslos zu lieben - den Schöpfer, den Nächsten und sich selbst.

Von jetzt an sind wir in der Lage, unser Leben verantwortungsvoll selber zu gestalten und die Programme der göttlichen Welt zu schreiben, der Welt, in der sich alle Menschen wohlfühlen. Wir sind nicht mehr den Zufällen, Gemeinheiten und Verletzungen unserer Umwelt ausgeliefert. Wenn wir nun auch noch mit Lust und Liebe die Hildegard-Ernährung anwenden, haben wir aus menschenmöglicher Sicht alles getan, um ein

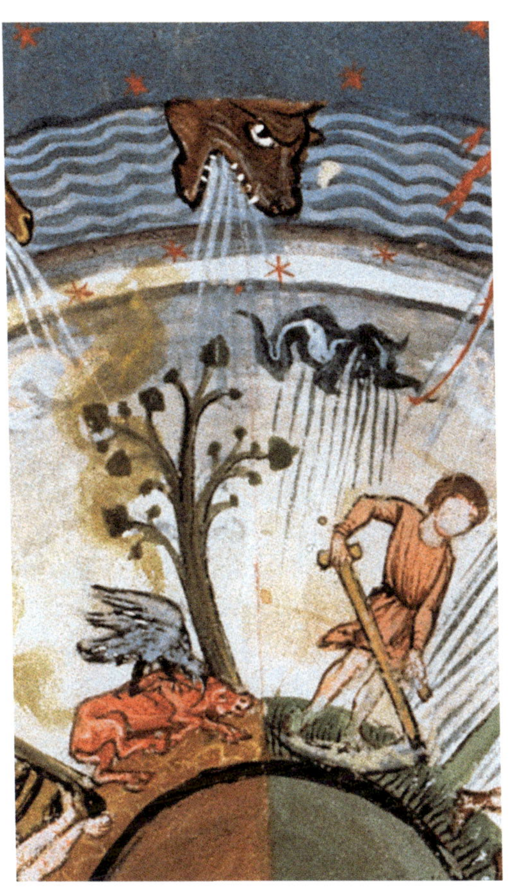

„Ich gestalte meinen Tag."

glückliches und gesundes Leben zu führen. Damit nutzen wir die Möglichkeiten, selber den genetischen Code zu beeinflussen, um sowohl vorzeitige Alterungsprozesse als auch Autoaggressionskrankheiten zu vermeiden, wie z.B. Herz-Kreislauferkrankungen, Krebs, Diabetes, Rheuma oder auch viele Nervenkrankheiten wie Depressionen, Psychosen oder Alzheimer und Parkinson. Täglich üben. Sagen Sie jeden Morgen das Goldtopas Gebet der Hl. Hildegard im Sinne von: „I create my day! Ich gestalte meinen Tag und mein Leben an der Seite Gottes. „Herr, der Du über allem und in allen verherrlicht wirst, in Deiner großen Güte verwerfe mich nicht, sondern erhalte, stärke und gründe mich auf Deinem Segen.“ In Latein: „Deus, qui super omnia et in omnibus magnificatus est, in honore suo me non abjiciat, sed in benedictione me conservet, confirmet et constituat.“ An diesem Tag stehen Sie unter dem besonderen Schutz Gottes, wobei er das goldene Zelt schützend über Sie und Ihr Tun ausbreitet.

Der Akt der Transformation Jetzt

Die Befreiung vom begrenzten Selbst als Ursache allen Leidens, in die Einheit, Freiheit und Freude unserer göttlichen Natur.

In der Natur: aus einer Raupe in einen wunderschönen Schmetterling

In der Spiritualität: aus einem Geizhals in einen liebevollen Menschen

In der Kunst: Raffael verwandelt seine Geliebte und Bäckertochter La Fornarina in die „Sixtinische Madonna“

In der Medizin: ein lebensbedrohlicher Angina pectoris Anfall löst sich mit Galgant auf

Durch die göttliche Transformationskraft: aus einer Prostituierten Maria Magdalena in die beste Freundin von Jesus

Aus dem Mörder am Kreuz, der erste Mensch im Paradies - der Hl. Dismas

Durch das Friedensgebet: aus der DDR Diktatur in ein freies Deutschland

Wenn die Menschen aus dem kollektiven Wahnsinn von Egoismus, Angst, Gewalt, Zerstörung der Schöpfung und Leiden aussteigen wollen, brauchen sie die Kraft der Transformation.

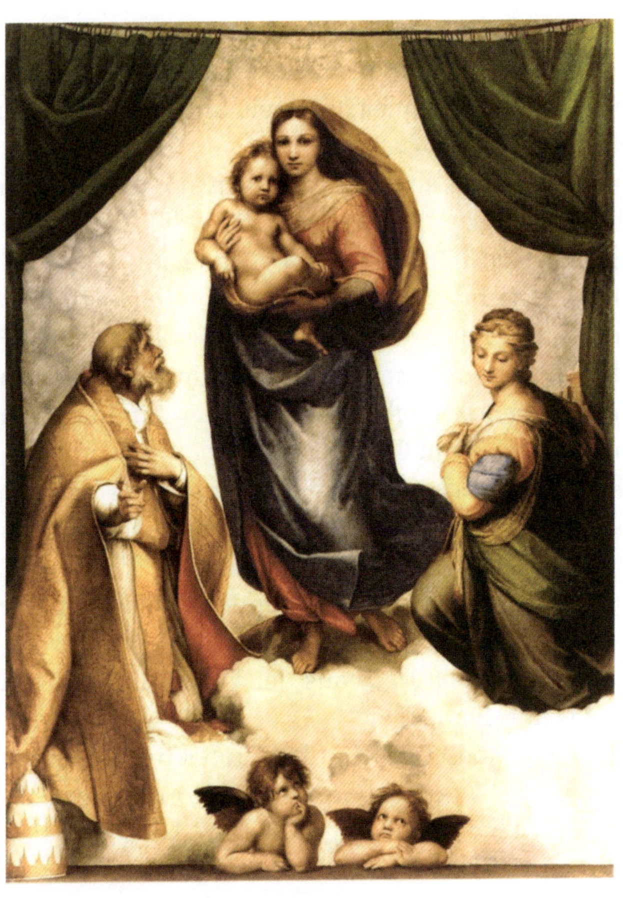

Raffael transformiert eine Bäckerstochter in die „Sixtinische Madonna"

35. Danksagung, Bildnachweis

Danksagung: Sr. Philippa Rath OSB und der Abtei St. Hildegard für die freundliche Überlassung von Originalvisionsbildern aus der „Scivias"
Prof. Hans Meyers für 35 farbige und 35 schwarzweiße Zeichnungen der Tugenden und Laster, sowie einem Originalbild mit den vier Lastern, Frau Ulla Mayer-Raichle für die Edelstein- und Foodfotos, Basis ph für das Hildegard-Model mit Dinkelbrot, Miniaturen aus dem Liber Divinorum Operum, Biblioteca Statale di Lucca, Novartis Medical Education für die Abbildung des Herzens S. 97 aus Frank H.Netter „Atlas of Human Anatomy"

36. Literaturverzeichnis

Neueste Literatur

I. Deutsche Ausgaben

Dr. Wighard Strehlow: „Die Psychotherapie der Hildegard von Bingen“, Heilen mit der Kraft der Seele, Herbst 2010, Knaur Verlag München. Vollständig überarbeitete Neuausgabe, 432 Seiten, ISBN 978-3-426-65673-0, 23,60 Euro

Wisse die Wege, Liber Scivias
Das Buch der Lebensverdienste, Liber Vitae Meritorum
Das Buch vom Wirken Gottes, Liber Divinorum Operum, alle im Beuroner Kunstverlag, 88631 Beuron

Eduard Gronau: „Hildegard von Bingen – Eine Biographie“, Christiana Verlag Stein am Rhein, 1985

Hugo Schulz: „Ursachen und Behandlung der Krankheiten“, München 1933; Nachdruck: 6. erg. Aufl., Basler Hildegard-Gesellschaft, Basel, 1990

Dr. Wighard Strehlow: Die klassische Hildegard-Heilkunde – das Gesundheitsprogramm:
- „Magen- und Darmleiden“
- „Herz- und Kreislauferkrankungen“
- „Krebs und Abwehrschwäche“
- „Rheuma und Gicht“
- „Hautkrankheiten“
- „Frauenheilkunde“, Strehlow Verlag Allensbach

G. Hertzka: „So heilt Gott“, Christiana Verlag, Stein am Rhein, 1997

G. Hertzka/W. Strehlow: „Große Hildegard-Apotheke“, Christiana Verlag, Stein am Rhein, 2003

Dr. Wighard Strehlow: „Die Ernährungstherapie der Hildegard von Bingen“, Rezepte, Kuren, Diäten. Vollständig überarbeitete Neuausgabe, Knaur Verlag München, 2009

Dr. Wighard Strehlow: „Hildegard-Heilkunde von A–Z“, Knaur Verlag München, Originalausgabe Dezember 1993, letzte Auflage 2008

Dr. Wighard Strehlow: „Hildegard-Medizin für alle Tage“, Knaur Verlag München, Originalausgabe 2001

Dr. Wighard Strehlow/Matthias Krieger: „Verletzungen heilen“, Knaur Verlag München

Dr. Wighard Strehlow: „Das Hildegard von Bingen Kochbuch“, Heyne Verlag München, 9. Auflage 2002

Dr. Wighard Strehlow: „Das Gesundheitsprogramm. Altes Heilwissen für die Krankheiten von heute“, Knaur Verlag München, 2004

Dr. Wighard Strehlow: „Die Psychotherapie der Hildegard von Bingen“, Knaur Verlag München, September 2010

Dr. Wighard Strehlow: „Der Hildegard Kompass“ Knaur Verlag München, 2014

Dr. Wighard Strehlow: „Die Hildegard Naturapotheke“ Knaur Verlag München 2014

II. Ausländische Literatur

Die Psychotherapie der Hildegard von Bingen: Amerikanische Originalausgabe: Hildegard of Bingens „Spiritual

Remedies", Healing Arts Press, Rochester, Vermont
Französische Ausgabe: „La guerison du corp et l'esprit", Editions Dangles, Saint-Jean-de-Braye, France

III. Lateinische Ausgaben der Hildegard-Werke

Das medizinisch-naturkundliche Werk „Liber Subtilitatum Diversarum Naturarum Creaturarum", bestehend aus den beiden Teilen: „Liber Compositae Medicinae", Paul Kaier: Hildegardis Causae et Curae (CC); Lipsiae. B. G. Teubner 1903; Nachdruck: Basler Hildegard-Gesellschaft, Basel, 1980
„Liber Simplicis Medicinae" (Physica), J. P. Migne: Parrologia Latina (PL); Tomus 197, Paris 1855; Nachdruck: Basler Hildegard-Gesellschaft, Basel, 1982
Hildegard von Bingen - Heilkraft der Natur „Physica": Das Buch von dem inneren Wesen der verschiedenen Naturen der Geschöpfe, Christiana Verlag

Die Trilogie

Liber Scivias: A. Führkötter: Hildegardis Scivias; Corpus Christianorum, Brepols, 1978. Liber Vitae Meritorum

Liber Vita Meritorum.: J. P. Card. Pitra: Analecta Sanctae Hildegardis, Tomus 8, Typis Sacri Montis Casinensis, Paris 1882

Der Mensch in der Verantwortung: Das Buch der Lebensverdienste. (Liber Vitae Meritorum) [Gebundene Ausgabe]
Hildegard von Bingen (Autor), Heinrich Schipperges (Übersetzer),Otto Müller verlag, Salzburg

Liber Divinorum Operum (LDO): A. Derolez, P. Dronke, Corpus Christianorum, Brepols, Turnholti, 1996

IV. Weitere Literatur

Bruce Lipton: „Intelligente Zellen - Der Geist ist stärker als die Gene“ aus dem Amerikanischen „Biology of Belief“, KOHA Verlag Burgrain, ISBN 978-3-936862-88-1

Dr. Wighard Strehlow: „Wüstentanz. Australien spirituell erleben“, Strehlow Verlag Allensbach, 2. Auflage 1997

Eduard Gronau: „Franz Schubert – Musik zwischen Himmel und Abgrund", Strehlow Verlag Allensbach, 1993

Leo und Simone Nefiodow: „Der 6. Kondratieff", Rhein Sieg Verlag, 7. Auflage 2014

37. Bezugsquellen

Online-Shop: www.virita.de Hildegard Produkte und Kosmetika
Stadtmühle Egon Binz, Mühlenweg 11, 78187 Geisingen, Tel.: 07704 92410
Filiale Konstanz: Theodor-Heuss-Str. 36, 78467 Konstanz, Tel.: 07531 51677,
E-Mail: info@stadtmuehle-geisingen.de (siehe Anzeige)

Benediktinerinnenabtei St. Hildegard, Klosterweg, 65385 Rüdesheim a. Rhein, Tel.: 06722 4990, Fax: 06722 499178, E-Mail: benediktinerinnen@abtei-st-hildegard.de

JURA-Naturheilmittel KG, Nestgasse 2, 78464 Konstanz, Tel.: 07531 31487

„Die revolutionäre Mystikerin“

Dieser Dokumentarfilm ist ein Meisterwerk der Interview- und Animationskunst mit Hildegard-Freunden aus Deutschland und USA. Sie berichten, wie die Hl. Hildegard ihr Leben, ihre Spiritualität und ihre Kreativität tiefgehend beeinflusst hat.

Video für 20 € plus Versand auf Deutsch und Englisch bei: www.virita.de

Edelsteine:
Schleiferstüble, Wessenbergstraße 31, 78462 Konstanz, Tel.: 07531 22813 (siehe Anzeige)

Dietlinde van der Zalm, Hochstraße 6, 65558 Isselbach-Ruppenrod, Tel.: 06439 1069

Edelkastanienhölzer, Spazierstöcke, Greiflinge:
Rebholz KG, Pommernweg 5, 71720 Oberstenfeld, Tel.: 07062 5535

Weinbau:
Hotel Sponheimer Hof, Fam. Heinz Schütz, Sponheimer Straße 19–23, 56850 Enkirch/Mosel, Tel.: 06541 6628 oder 4204

Kräuter und Gewürze:
Gärtnerei Bornträger und Schlemmer, 67591 Offstein, Tel.: 06243 905326

Schlafen und Essen nach Hildegard von Bingen:
Hotel „Privat" Dresden; Forststraße 22, 01099 Dresden, Tel.: 0351 811770, www.das-nichtraucher-hotel.de, hotel-privat@t-online.de

Adressen

Deutschland

Hildegard-Zentrum Bodensee, Dr. Wighard Strehlow, Hildegard-Praxis, Strandweg 1, 78476 Allensbach am Bodensee, Tel.: 07533 7433, Fax: 07533 7479, E-Mail: praxis@st-hildegard.com

Österreich

Helmut Posch, Am Weinberg 23, A-4800 St. Georgen/ Attergau, Tel.: 0043 7667 8131 (siehe Anzeige)

Hildegard-Naturhaus – Hönegger GmbH, Esperding 3, A-5232 Kirchberg, Tel.: 0043-77475454

Bio-Wein und Elixiere:

Maria Adam, Au bei der Traun 44, A-4603 Bunskirchen, Tel.: 0043 72468451

Schweiz

Hildegard-Vertriebs AG, Aeschenvorstadt 24, CH-4010 Basel, Tel.: 0041 61279 9151

38. Förderkreis Hildegard von Bingen e.V. - Konstanz

Der „Förderkreis Hildegard von Bingen e.V." wurde 1987 von Herrn Dr. Gottfried Hertzka mit dem Ziel gegründet, das Gesamtwerk der heiligen Hildegard von Bingen weiter zu erforschen, anzuwenden und zu verbreiten. Wir sehen hier großartige, bisher noch ungenutzte Möglichkeiten, zum Beispiel eine neuartige Heilkunde, die die komplizierte klinische Medizin mit naturheilkundiger Einfachheit und Ungiftigkeit verbindet. Diese Chance bietet die Hildegard-Medizin. Darüber und über das, was damit zusammenhängt, will Sie der Förderkreis Hildegard von Bingen e.V. unterrichten. Es ist auch unser Anliegen, möglichst viele Menschen mit den aus den Büchern Hildegards geschöpften Erkenntnissen vertraut zu machen. Unsere Aufgabe und die Ihre - falls Sie mitmachen wollen - soll es sein zu zeigen, welche großartigen Schätze und Möglichkeiten für die Heilkunde und eine konsequente Lebensweise im Corpus Hildegardicum bisher ungehoben schlummern. Dazu erscheinen viermal im Jahr die St. Hildegard Gesundheitsbriefe.

39. Internationale Hildegard von Bingen Stiftung

Sicherlich schätzen Sie die Hildegard Heilkunde und wünschen, dass vielen anderen Menschen damit auch geholfen wird.

800 Jahre hat es gedauert, bis diese Medizin wiederentdeckt wurde und jetzt sollten wir alles in unseren Kräften stehende tun, dass diese erste und einzige christliche Heilkunde internationale Verbreitung findet. Dafür haben wir die Internationale Hildegard von Bingen Stiftung gegründet, um diese Heilkunde für künftige Generationen zu erhalten.

Mit Ihrer Spende leisten Sie einen entscheidenden Beitrag, um den Zustand der notleidenden Volksgesundheit zu verbessern. Weltweite Studien bestätigen, was Hildegard konkret beschreibt, daß man mit einer guten Ernährung und einem sinnvollen Lebensstil die Häufigkeit der chronischem Autoaggressionskrankheiten, wie Herzinfarkt, Schlaganfall, Krebs oder Rheuma um 80% senken könnte.

Es gibt verschiedene Möglichkeiten, den Stiftungszweck zu unterstützen oder sich an der Internationale Hildegard von Bingen Stiftung zu beteiligen. Jeder kann Spenden oder Zustiften, dem die Förderung des Stiftungszweckes am Herzen liegt. Das gilt für Privatpersonen, Personengruppen, juristische Personen und Unternehmen. In Konstanz ist die Stiftung gemeinnützig anerkannt und alle zugewendeten Spenden können steuerrechtlich geltend gemacht werden.

Zustiften
Bei der Zuwendung einer Geldspende an die Internationale Hildegard von Bingen Stiftung wird die Summe vollständig und unmittelbar zur Realisierung des Stiftungszweckes eingesetzt und verbraucht. Der Spender erhält eine Spendenbescheinigung für die abzugsfähige Anerkennung der Spende durch das Finanzamt.

Bitte geben Sie Ihre Adresse an, damit wir Ihnen eine Spendenbescheinigung zuschicken können.

Spenden an die Internationale Hildegard von Bingen Stiftung
BANKVERBINDUNG:
Baden Württembergische Bank (BLZ: 60050101)
Konto-Nr.: 200 1430
IBAN: DE 50600501010002001430
BIC: SWIFT SOLA EEFT

Weitere Informationen zur Stiftung und zum Förderkreis Hildegard von Bingen e.V., Strandweg 1, 78476 Allensbach,
Tel.: 07533 7433, Fax: 07533 7479
E-Mail: praxis@st-hildegard.com

Weitere Informationen: www.st-hildegard.com und kostenlose Sprechstunde unter www.hildegardmed.com

Wichtiger Hinweis

Die in diesem Buch beschriebenen Mittel und Ratschläge dienen ausschließlich der Erhaltung Ihrer Gesundheit und beruhen auf den Lehren Hildegard von Bingens und meiner über 25-jährigen Erfahrung mit dieser Heilkunde, die nicht unbedingt mit der heutigen Schulmedizin übereinstimmt.

Jeder Leser ist selber verantwortlich zu entscheiden, ob und inwieweit die in dieser Schrift vorgestellte Hildegard-Heilkunde für ihn eine Alternative zur „Schulmedizin" darstellt. Die hier beschriebenen Methoden ersetzen nicht den Besuch beim Arzt.

natürlich gesund – natürlich schön

St. Hildegard

Das Gesundheitsprogramm

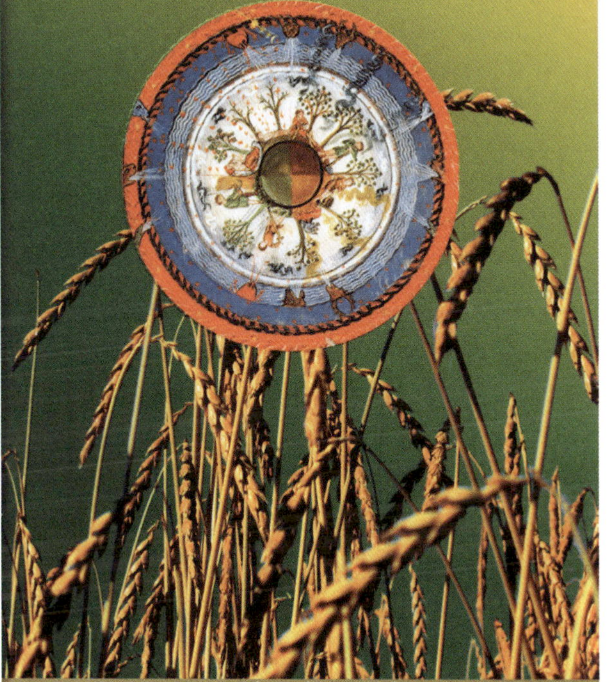

Dr. Wighard Strehlow

20 Jahre Erfahrung in der Hildegard von Bingen-Forschung

Virita® – die Kraft der Natur

Hildegard Kosmetik nach Dr. Wighard Strehlow

Für eine gesunde und schöne Haut auf der Grundlage von Dinkel, aromatischen Duft- und Heilpflanzen aus der Hildegard Heilkunde aus allen Anteilen der Pflanzen mit Blüten, Blättern und Wurzeln, Sonneblumenöl, Shea- oder Kokosbutter

Virita® LilienBlüten Wasser - Virita® VeilchenBlüten Wasser**

Virita® LilienBlüten Creme - Virita® SonnenSchutz Creme**

Virita® SalbeiAntiCellulite Creme - Virita® OrangenBlüten Öl**

Virita® LavendelPurgations Maske - Virita® IrisPeeling Pulver**

Virita® Balm - Virita® Bernstein Tönung**

Virita® Rosentau - Virita® Intim Creme**

Virita® Intim Fluid - Virita® Blue**

**) aus kontrolliert biologischen Anbau*

Fordern Sie das Gesundheitsprogramm an
3,- € plus Versandkosten

PJ Naturprodukte, Strandweg 1 78476 Allensbach
Tel: 07533 / 7533 Fax: 07533 / 7479
Online-Shop:
www.virita.de und www.st-hildegard.com

Werden Sie Gesundheitsberater/in:

Teilen Sie das kostbare Gut der Hildegard Heilkunde mit Ihrer Familie, Ihren Freunden und anderen Menschen. Fordern Sie das Seminar Programm für Gesundheitsberater an.

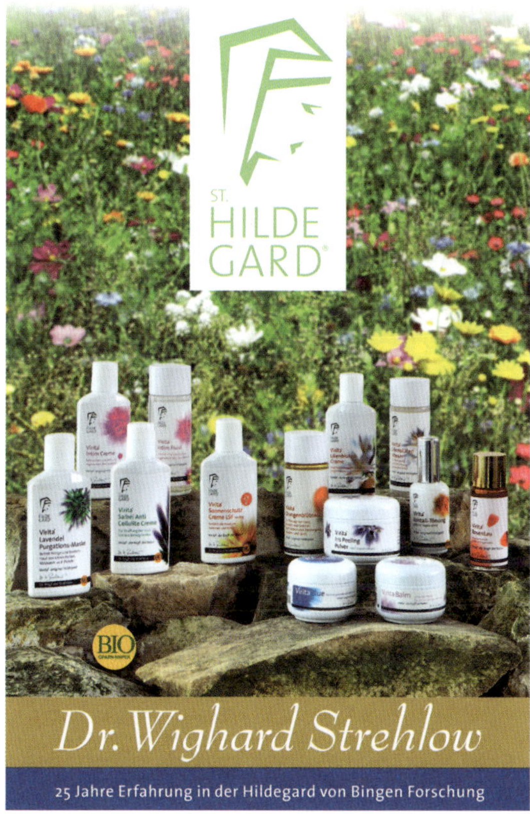
ST.
HILDE
GARD®
BIO
Dr. Wighard Strehlow
25 Jahre Erfahrung in der Hildegard von Bingen Forschung

„Wüstentanz"-
Die älteste Spiritualität dieser Erde -

Märchen, Mythen, Sagen und Gesänge der Aborigines - erforscht von dem deutschen Missionar Carl Strehlow und seinem Sohn Professor Theodor Strehlow, zusammengefaßt von Wighard Strehlow.

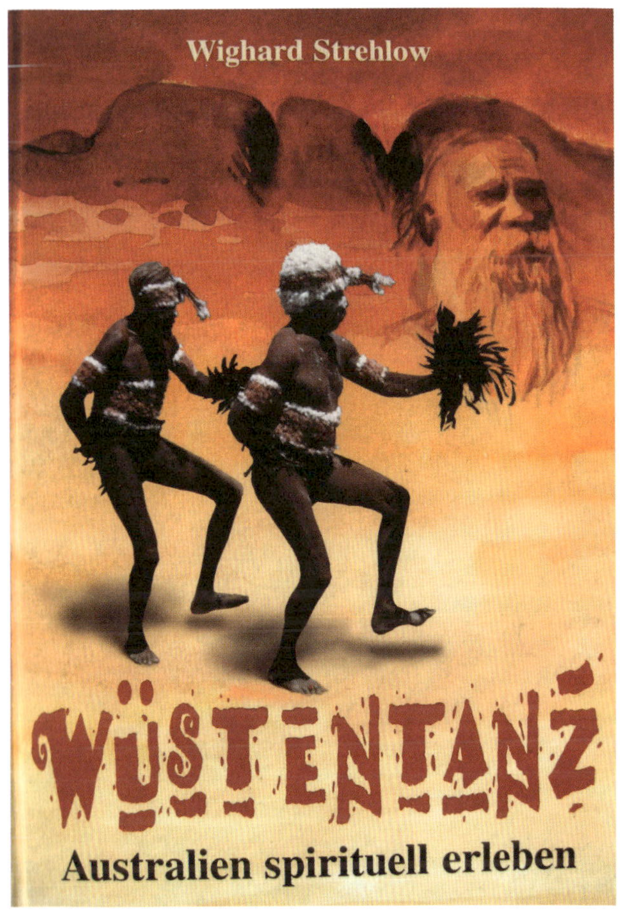
Wighard Strehlow
WÜSTENTANZ
Australien spirituell erleben

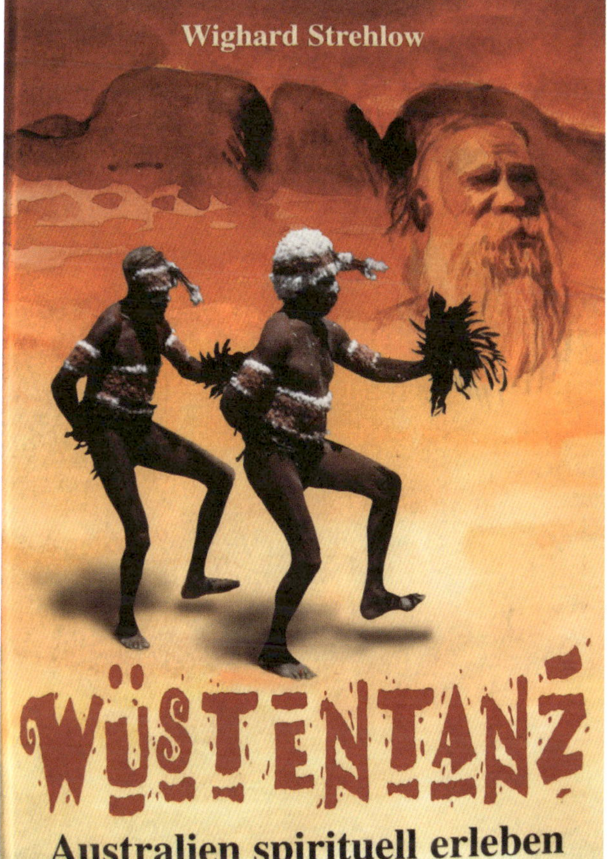
Wighard Strehlow
WÜSTENTANZ
Australien spirituell erleben

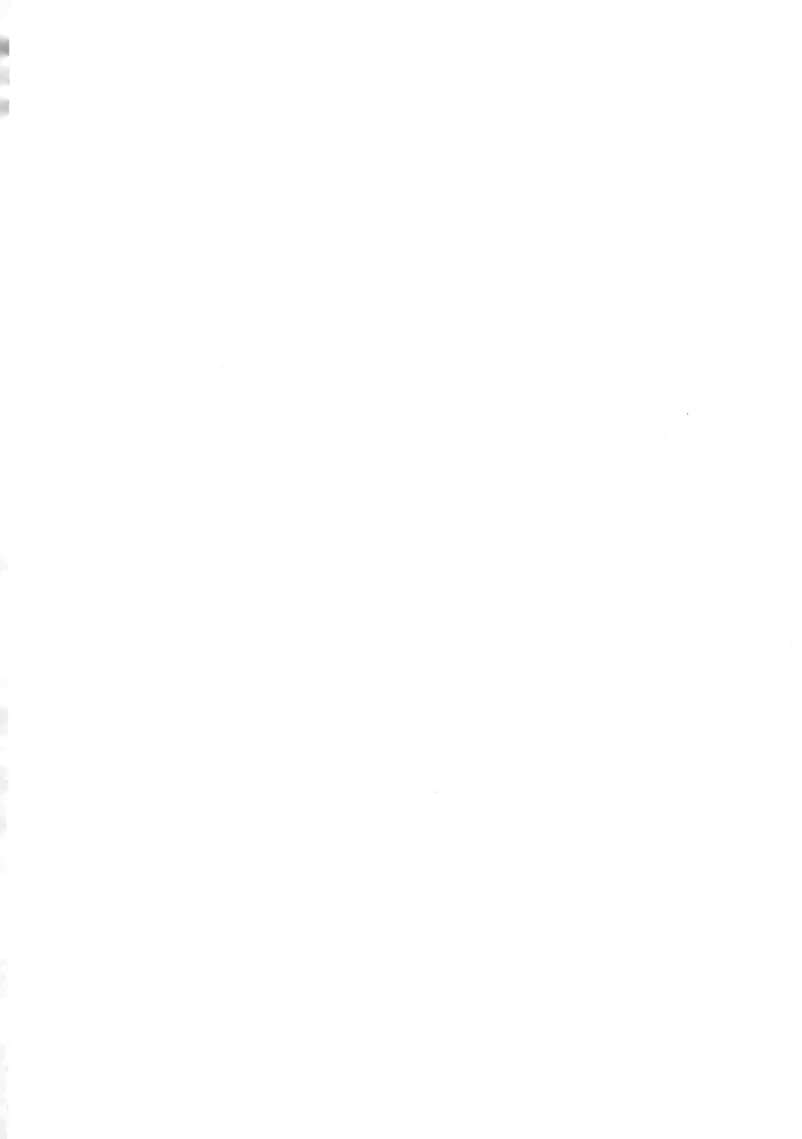